蒙药沙蓬现代研究

包书茵　奥·乌力吉　著

上海科学技术出版社

图书在版编目（CIP）数据

蒙药沙蓬现代研究 / 包书茵，奥·乌力吉著. -- 上海 : 上海科学技术出版社，2021.3
ISBN 978-7-5478-5263-7

Ⅰ. ①蒙… Ⅱ. ①包… ②奥… Ⅲ. ①蒙医－沙蓬－研究 Ⅳ. ①R291.208

中国版本图书馆CIP数据核字(2021)第038912号

蒙药沙蓬现代研究

包书茵　奥·乌力吉　著

上海世纪出版(集团)有限公司
上 海 科 学 技 术 出 版 社　出版、发行
（上海钦州南路 71 号　邮政编码 200235　www.sstp.cn）

上海锦佳印刷有限公司印刷

开本 787×1092　1/16　印张 8.25
字数：100 千字
2021 年 3 月第 1 版　2021 年 3 月第 1 次印刷
ISBN 978-7-5478-5263-7/R·2261
定价：68.00 元

内容提要

本书主要介绍了沙蓬的形态特征、栽培、种植、资源分布、活性成分、药理机制研究、临床应用、品质评价方法，以及沙蓬降血糖有效部位（成分）的确定、降血糖成分的制备工艺、有效成分筛选、降血糖作用机制，同时还介绍了沙蓬的主要价值、新蒙药制剂研究等内容。本书全面、系统地介绍了沙蓬这一特色蒙药，展示了作者团队对沙蓬的深入研究，为蒙药的临床应用及产业开发奠定了基础。

本书可供从事中医药和民族医药的工作者参考借鉴。

前　言

沙蓬蒙文名为楚力格日，藏名为吉刺儿，最早记载于《四部医典》，之后在《认药白晶鉴》和《无误蒙药鉴》两部著名的蒙医药古籍中均有详细记载，“味苦、涩，性糙、平。具有祛疫、清热、解毒、利尿功效”，还有抑制“赫依”、调节“巴达干”和治疗“希和日西精病”等作用。

藜科沙蓬属植物沙蓬 *Agriophyllum squarrosum*（L.）Moq. 资源十分丰富，在内蒙古自治区，除呼伦贝尔林区和农区外，几乎产于全区。沙蓬作为一种传统蒙药材，不仅具有药用价值，也具有良好的生态价值。作为极端沙漠条件下常见的植物，沙蓬喜生长于流动、半流动的沙地和沙丘，具有抗旱、生命力顽强、对风沙等恶劣环境适应性强等特点，有着“固沙先锋”的美名。

本书编撰者围绕沙蓬进行研究已近 10 年，在此研究过程中，运用现代科学方法和先进技术，对蒙药沙蓬进行了药品质量标准研究，明确了降血糖活性成分（部位），对其制备工艺进行优化，并对降血糖活性成分的主要药理作用及机制进行研究。在确保沙蓬药材质量安全、有效、稳定、可控的情况下，进一步开发为降血糖新药，服务于公众健康，从而更充分地发挥蒙药资源优势。

民族药的研究正不断深入，沙蓬作为民族药中研究较充分的一味药材，虽有一定的积累和成果，但在相关研究方面还有待提高和完善。加之作者水平有限，编写中虽然尽最大努力，但不当之处在所难免，恳请读者给予批评指正。

包书茵

2020 年 12 月

目　录

第一章 · 沙蓬本草历史考证 001

第二章 · 沙蓬资源学研究 003

第三章 · 沙蓬活性成分及药理机制研究 007

第一节　沙蓬化学成分研究 007
第二节　沙蓬药理作用研究 010

第四章 · 沙蓬临床应用 014

第五章 · 沙蓬品质评价方法 016

第一节　沙蓬品质研究 016
第二节　沙蓬药品标准(草案) 036

第六章 · 沙蓬降血糖有效部位(成分)的筛选确定 039

第一节　沙蓬不同提取物对四氧嘧啶所致糖尿病小鼠的影响 040
第二节　沙蓬不同提取物对链脲佐菌素诱导糖尿病大鼠的影响 044

第七章 · 沙蓬降血糖成分的制备 052

第一节 乙醇提取工艺优化 052
第二节 大孔吸附树脂分离纯化工艺研究 058
第三节 沙蓬低聚糖的活性炭脱色工艺研究 067

第八章 · 沙蓬降血糖有效成分的筛选 072

第九章 · 沙蓬降血糖药效学及作用机制研究 080

第一节 沙蓬降血糖药效学研究 080
第二节 沙蓬低聚糖对自发性 2 型糖尿病 db/db 小鼠的降血糖和肝脏保护作用机制研究 101

第十章 · 沙蓬开发利用研究 118

第一节 沙蓬的主要价值 118
第二节 开展以沙蓬为君药的新蒙药制剂的研究 120

第一章

沙蓬本草历史考证

一、正名与别名

沙蓬 *Agriophyllum squarrosum*（L.）Moq.，蒙文名为楚力格日，别名吉刺儿。

经文献考证，参照《中国药典》2020 年版一部以及国家卫生部《药品标准》1998 年版蒙药分册的药材命名原则，对本品名称进行了确定：

药品名称：沙蓬；汉语拼音：shapeng；蒙文名：；汉语音译："楚力格日"；拉丁名：AGRIOPHYLLI HERBA（属名＋药用部位）。

二、基原确认

沙蓬作为蒙医习用传统药材，为藜科一年生草本植物，药用部位为地上干燥部分。沙蓬较早记载于《四部医典》，《无误蒙药鉴》附植物形态图 1 幅，原藏文木刻版本沙蓬草（奥-吉刺儿）图旁用蒙古文字标注楚力格日（见图 1－1）。

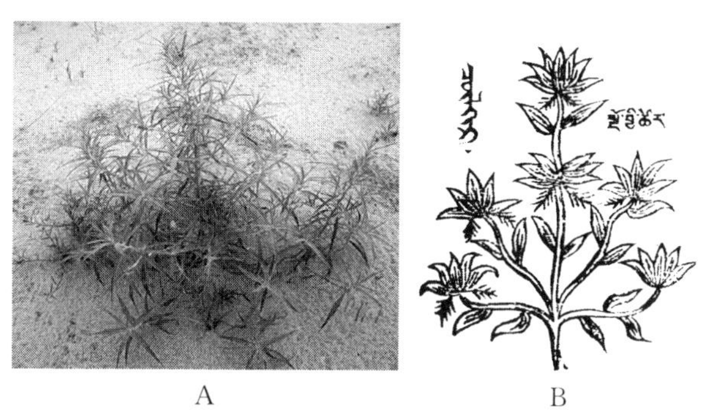

图 1－1 沙蓬

（A：沙蓬植物；B：《无误蒙药鉴》中沙蓬的植物形态图）

上述植物形态、附图特征与蒙医所沿用的楚力格日之形态特征一致，所以蒙医所云和蒙药本草所载的吉刺儿即楚力格日，为黎科植物沙蓬[1]。

三、分布与生境

藜科(*Chenopodoaceae*)沙蓬属(*Agriophyllum* Bieb.)植物全球约有6种，主要分布于中亚及西亚等地。我国有3种该属植物，分别为沙蓬 *A. squarrosum* (L.) Moq.、侧花沙蓬 *A. laterilorum* (Lam.) Moq. 和小沙蓬 *A. minum* Fisch. et Mey.。前者分布于东北、华北、西北及河南、青海、西藏；后两者仅分布于新疆准噶尔盆地的吉木萨尔北沙窝、莫索湾149团场的沙包区、玛纳斯等地以及喀喇昆仑山(海拔2300 m)[2]。

沙蓬在我国分布广泛，内蒙古自治区除呼伦贝尔林区和农区外，全区几乎均有分布，资源十分丰富。沙蓬喜生于流动、半流动沙地和沙丘迎风坡的下部、丘间低地和干河床的两岸，特别是水分条件较好且疏松的半固定沙地上生长最多，在草原区沙地和沙漠中分布极为广泛，往往形成大面积的先锋植物群居，黏性较大和强盐渍化的土壤上很少生长。沙蓬具有极强的抗旱、抗寒、抗盐碱能力，生命力顽强，并且繁育周期短、光合效率高、繁殖速度快(繁殖方式主要是种子繁殖，在干旱、高温的沙丘中繁衍)，对风沙等恶劣环境适应性较强，是沙质地表植被演替的先锋植物[3]。

四、本草考证

《认药白晶鉴》记载："吉刺儿，生于沙丘，茎矮小，刺多，暗绿黄色，叶小而厚，果穗黏附衣裤。"[1]《无误蒙药鉴》也记载："吉刺儿，即楚力格日，叶小，色深、肥厚，果穗黏着衣裤、刺使皮肤瘙痒。植株间无落足之隙丛生……秋冬叶枯时变红。"[4]

通过考证确定沙蓬即是文中所载吉刺儿。

参考文献

[1] 伊喜巴拉珠尔. 甘露四部[M]//认药白晶鉴(蒙古文版). 呼和浩特：内蒙古人民出版社，1988：560.

[2] 赵博渊，贺国良. 沙米(沙蓬)简介——兼答杨威同志问[J]. 新疆农垦科技，1986(06)：30.

[3] 黄迎新，赵学勇，张洪轩，等. 沙米表型可塑性对土壤养分、水分和种群密度变化的响应[J]. 应用生态学报. 2008，19(12)：2593-2598.

[4] 占布拉道尔吉. 无误医药鉴(蒙古文版)[M]. 呼和浩特：内蒙古人民出版社，1988：144.

第二章

沙蓬资源学研究

一、药源调查

沙蓬，一年生草本植物，浅绿色，植株高 15～50 cm 不等，茎坚硬、直立。多分枝，具不明显条棱，幼时全株密被分枝状毛，后脱落；最下部枝条通常对生或轮生，平卧，上部枝条互生，斜展。叶互生，无叶柄，叶呈披针形至条形，长为 1.3～7 cm，宽为 0.4～1 cm，先端渐尖，有小刺尖，基部渐狭，有 3～9 条纵行脉，幼苗时为浅绿色且全株均被分枝状毛覆盖，后随着植株的生长分枝毛逐渐脱落。花序穗状，紧密，宽卵形或椭圆形，无梗，通常 1～(3)个着生叶腋；苞片宽卵形，先端急缩，具短刺尖，后期反折；花被片 1～3 个，膜质；雄蕊 2～3 个，花丝为扁平，锥形，花药呈宽卵形；子房扁平卵形，被毛，柱头 2。胞果圆形或椭圆形，两面扁平或背面稍凸，除基部外周围有翅，顶部具果喙，果喙裂成 2 个条状扁平的小喙，在小喙先端外侧各有 1 小齿。种子为褐色近圆形，扁平、光滑，直径 1～2 mm，富含胚乳，可食用。沙蓬常于 4 月下旬到 5 月上旬雨水充足时萌发，8～10 月为花期，种子也在这段时期成熟，成熟后易被风吹散。

沙蓬根系结构独特，由一根长主根和多根侧根组成，主根长度与其地上部分的高度近似，侧根长度相当于主根 6～7 倍，当主根长度长到 70 cm 左右时，一些侧根已达到 5 m。这样的特征使其稳定生长于沙漠地区，具有极强的吸水能力，可承受沙尘暴等恶劣天气，具有良好的防风固沙作用[1～5]。沙蓬的这种形态特征适应于较为恶劣的环境，以降低由于极端气候而导致灭绝的风险，具有良好的防风固沙作用。因其具有抗旱、生命力顽强、对风沙等恶劣环境适应强等特点，一直有着“固沙先锋”的美名[6～8]。

二、采收加工

沙蓬常于4月下旬到5月上旬雨水充足时萌发，花期8月，果期9～10月。沙蓬中含有丰富的黄酮类化合物，如芦丁、异鼠李素-3-O-β-D-芸香糖苷、槲皮素-3-O-β-D-吡喃葡萄糖苷、异鼠李素-3-葡萄糖苷等[9,10]。黄酮类化合物具有广泛的生物及药理活性，天然产物中的黄酮类化合物在预防疾病方面具有重要作用，如抑菌、抗炎、抗氧化、控制糖尿病等，与蒙医临床用药理论相吻，故选择槲皮素、异鼠李素为指标成分，考察不同采收时间对沙蓬黄酮类化合物含量的影响，以确定本品的合理采收季节。

实验中所用沙蓬，采集于内蒙古通辽市科左后旗，采集时间见表2-1。

表2-1 不同采集时间对沙蓬中槲皮素、异鼠李素含量的影响

采集时间	槲皮素(%)	异鼠李素(%)	总量(%,Q+I)	两种成分比值(Q∶I)
2013-06-12	0.417	0.195	0.61	2.1∶1
2013-07-15	0.495	0.186	0.68	2.7∶1
2013-08-19	0.494	0.181	0.68	2.7∶1
2013-09-18	0.215	0.096	0.31	2.3∶1
2013-10-08	0.158	0.067	0.23	2.4∶1

结果表明，7、8月份采集的样品中所含槲皮素、异鼠李素总量明显高于9、10月份采集样品中的总量。

夏末、秋初茎叶茂盛、花未开或初开时采割，除去杂质及老茎，晒干，或切段晒干。本品茎呈圆柱，直径0.1～0.7 cm，多分枝；表面黄绿色，具条棱，节部稍膨大；质地坚硬，断面髓部为白色。气微、味淡。

三、贮藏

沙蓬系植物类地上全草药材，为了避免其吸潮霉变，宜置干燥处贮藏。

四、栽培种植

沙蓬具有极强的抗逆性和抗旱性，耐贫瘠，对土壤肥力要求不高，可在中等肥力以下的偏沙性土壤种植。生产环境应符合无公害食品蔬菜产地环境条件NY5010－2002规定，选择疏松的沙土、砂壤土。沙蓬播种时间一般以春季4月下旬，夏季5月中上旬为宜。采用种子直播，播前无需处理。人工驯化栽培沙蓬环境适应性强，植株生长高，株展宽。为了便于通风透光，采用60 cm×60 cm(春季栽培)和50 cm×50 cm(夏季栽培)的株行距。播种方法采用穴播，穴深1～2 cm，每穴播10～15粒种子。播前浇足水，待沙土用手捏指缝间无滴水现象，松开手掌湿润时即可播种，播种后覆盖湿沙。由于种子具有休眠特性，沙蓬出苗率低，人工种植可加大播种量，播种量为0.5～1 kg/亩[11]。

五、生药学特征

强永在等[12]采用性状鉴别、显微鉴别、化学鉴别和薄层色谱鉴别方法，对蒙药材沙蓬的生药学特征进行了研究。研究发现沙蓬入药部位主要为茎，其表皮细胞、皮层、维管束等结构具有一定的特殊性和鉴定意义。沙蓬叶虽占药材比例不大，但其表皮、叶肉、叶脉等结构较为特殊，亦可作为鉴别依据。本品主要入药部位是茎和叶，均为绿色，随贮藏时间延长颜色变浅变黄，故粉末颜色黄绿色。吕铭等[13]对沙蓬根和茎横切面的组织构造进行显微鉴定，并对根、茎、叶以及果实的粉末显微特征进行鉴别。通过对沙蓬根和茎的永久切片，以及根、茎、叶、果实各部位粉末的显微观察，发现沙蓬根和茎的横切面均呈现异常生长的三生组织构造特征。根的轴器官为双螺旋状式样结构类型，而茎的轴器官为同心环状式样结构类型，二者的异常维管束为外韧型维管束，异常维管束之间的结合组织结构式样为径向厚壁木质化型，束间薄壁组织细胞高度木质化，轮层间的薄壁组织细胞较大。根的粉末可见大量草酸钙簇晶，螺纹、网纹、孔纹等多种类型导管，木薄壁细胞孔纹明显，纤维细长高度木质化，细胞腔明显，但未见纹孔。茎部粉末可见不等式或不定式气孔，草酸钙簇晶数量众多，导管为螺纹、网纹、孔纹。叶部粉末亦可见不等式或不定式气孔，草酸钙簇晶数量众多，散在或镶嵌于薄壁细胞中，薄壁细胞细长。果实粉末可见大量分枝状非腺毛，胚乳细胞众多，草酸钙簇晶存在于薄壁细胞腔内或镶嵌于细胞间隙中，数目极多。

嘎鲁等[14]采用95%乙醇热提取法从蒙药沙蓬中提取多糖，用苯酚-硫酸显色法测多糖含量，结果发现沙蓬中多糖含量为0.041%(实为单糖或一些低聚糖)。沙蓬籽营养丰富，库尔班江·巴拉提[15]以新疆产地的沙蓬籽为试材对其进行含量及组分测定，发现沙蓬籽中油脂含量为13.70%，其中以不饱和脂肪酸为主要成分，平均约占脂肪酸总量的85%以上，其中以亚油酸含量最高(67.42%)，其次是油酸(16.69%)和亚麻酸(4.21%)。

参考文献

[1] 李胜功,常学礼,赵学勇.沙蓬—流动沙丘先锋植物的研究[J].干旱区资源与环境,1992,6(4):63-70.

[2] 张吨明,金红喜,徐先英,等.固沙植物沙米光合特性研究[J].中国农学通报,2006,22(4):272-275.

[3] 马全林,王继和,张景光,等.流动沙丘先锋植物沙米的生态防护作用[J].水土保持学报,2008,22(1):140-150.

[4] 韩向东.固沙先锋植物沙米的生物学特征研究[J].甘肃林业科技,2007,32(4):3-9.

[5] CHEN G X, ZHAO J C, ZHAO X, et al. A psammophyte *Agriophyllum squarrosum* (L.) Moq.: a potential food crop [J]. Genetic Resources & Crop Evolution, 2014, 61(3): 669-676.

[6] 魏林源,马彦军,马全林,等.流动沙丘先锋植物沙米种子萌发影响因素[J].中国农学通报,2015,31(7):18-22.

[7] 张继义,赵哈林,崔建垣,等.科尔沁沙地流动沙丘沙米群落生物量特征及其防风固沙作用[J].水土保持学报,2003,17(3):152-154.

[8] 李胜功,常学礼,赵学勇.沙蓬——流动沙丘先锋植物的研究[J].干旱区资源与环境,1992,6(4):63-70.

[9] 李宝媛,战凯旋,周雨华,等.沙蓬黄酮类和香豆素类化学成分的分离与鉴定[J].沈阳药科大学学报,2012,29(12):923-926.

[10] 靳阳,李英华,回业乾,等.沙蓬降糖总黄酮有效部位的化学成分[J].沈阳药科大学学报,2015,32(7):519-522.

[11] 扈顺,王勇,刘亚斌,等.无公害沙蓬人工驯化栽培技术[J].内蒙古农业科技,2015,43(6):125-126.

[12] 强永在,巴俊杰,渠弼,等.蒙药材沙蓬的生药学研究[J].时珍国医国药,2009,20(1):45-46.

[13] 吕铭,董焱,李玉山.沙蓬的组织构造和显微鉴定[J].沈阳药科大学学报,2012,29(9):724-729.

[14] 嘎鲁,爱军.苯酚-硫酸显色法测定蒙药沙蓬中的多糖含量[J].中国民族医药杂志,2010,16(11):59-61.

[15] 库尔班江·巴拉提.新疆沙蓬籽中脂肪和蛋白质组分的研究[J].包头医学院学报,2011,39(25):15260-15262.

第三章

沙蓬活性成分及药理机制研究

第一节 沙蓬化学成分研究

目前国内外医药学领域对沙蓬的化学成分研究较少,迄今已从沙蓬及沙米中分离得到 19 个黄酮、11 个三萜皂苷、5 个甾醇、3 个香豆素、3 个生物碱、2 个脂肪酸、1 个酚苷类化合物、对乙酰氨基酚的 3 个光解产物以及绿原酸、原儿茶酸、对香豆酸、尿囊素共计 51 个单体化合物[1~6](见表 3-1)。尚含糖类、蛋白质等成分。

表 3-1 沙蓬及沙米中所含化学成分

部位	类别	序号	化合物中文名称	化合物英文名称
沙蓬乙醇提取物的石油醚萃取层	三萜类化合物	1	β-香树脂醇	β-amyrin
		2	羽扇豆醇	lupeol
	甾醇类化合物	3	Δ^7-豆甾烯醇	stigmast-7-en-3β-ol
		4	星鱼甾醇	stellasterol
		5	菠甾醇	spinasterol
		6	麦角甾-7,24(28)-二烯-3-醇	ergosta-7,24(28)-dien-3-ol
		7	胆甾-7-烯-3β-醇	cholest-7-en-3β-ol
	香豆素类化合物	8	6,7-二甲氧基香豆素	6,7-dimethoxy-coumarin
	脂肪酸类化合物	9	顺-15-十八烯酸	*cis*-15-vaccenic acid
		10	棕榈酸	palmitic acid

（续表）

部位	类别	序号	化合物中文名称	化合物英文名称
沙蓬乙醇提取物的乙酸乙酯萃取层	黄酮类化合物	11		ayamenin A
		12	紫罗兰酮 B	irisone B
		13	二氢木蝴蝶素 A	dihydrooroxylin A
		14	5,2′-二羟基-6,7-亚甲二氧基二氢黄酮	5,2′-dihydroxy-6,7-methylenedioxyflavanone
沙蓬乙醇提取物的正丁醇萃取层	黄酮类化合物	15	芦丁	quercetin-3-O-rutinoside
		16	异鼠李素-3-O-β-D-芸香糖苷	isorhamnetin 3-O-β-D-rutinoside
		17	槲皮素-3-O-β-D-吡喃葡萄糖苷	quercetin-3-O-β-D-glucopyranoside
		18	异鼠李素-3-葡萄糖苷	isorh-amnetin 3-glucoside
		19	柽柳素 3-O-芸香糖苷	tamarixetin3-O-rutinoside
		20	银锻苷	tiliroside
		21	芒果酚	mangiferin
		22	槲皮素	quercetin
		23	木犀草素	luteolin
		24	牡荆素-2″-O 鼠李糖苷	2″-O-rhamnosylvitexin
	三萜类化合物	25	伪人参皂苷 RT1	pseudoginsenoside RT1
		26	木鳖子苷Ⅱc	momordinⅡc
		27	齐墩果酸-3-O-[β-D-吡喃葡萄糖基-(1→3)-α-L-吡喃阿拉伯糖基]-28-O-β-D-吡喃葡萄糖基酯苷	oleanolic acid-3-O-[β-D-glucopyranosyl-(1→3)-α-L-arabinopyranosyl]-28-O-β-D-glucopyranosyl ester
		28	齐墩果酸-3-O-[α-L-吡喃阿拉伯糖基-(1→3)-β-D-吡喃葡萄糖醛酸基]-28-O-β-D-吡喃葡萄糖基酯苷	oleanolic acid-3-O-[α-L-arabinopyranosyl-(1→3)-β-D-glucuronopyranosyl]-28-O-β-D-glucopyranosyl ester
		29		eupatoric acid
		30	木鳖子苷Ⅰc 6′-甲酯	momordinⅠc 6′-methyl ester

(续表)

部位	类别	序号	化合物中文名称	化合物英文名称
		31	3-O-{[β-D-吡喃木糖基-(1→3)-O-β-D-吡喃葡萄糖醛酸基]-O}-齐墩果-12-烯-28-酸甲酯	3-O-{[β-D-xylopyranosyl-(1→3)-O-β-D-glucopyranuronosyl]-oxyl}-olean-12-en-28-oic acid methyl ester
		32	木鳖子苷Ⅱc 6′-甲酯	momordin Ⅱ c 6′-methyl ester
		33	齐墩果酸-3-O-[β-D-吡喃木糖基-(1→3)-O-β-D-吡喃半乳糖醛酸基]-28-O-β-D-吡喃葡萄糖基酯苷	oleanolic acid-3-O-[β-D-xylopyranosyl-(1→3)-O-β-D-galacturonopyranosyl]-28-O-β-D-glucopyranosyl ester
沙蓬乙醇提取物系统溶剂萃取后的水溶层	香豆素类化合物	34	异莨菪亭	isoscopoletin
		35	东莨菪亭	scopoletin
	酚苷类化合物	36	水杨苷	salicin
	生物碱类化合物	37	N-[4-(1H-吡唑-1-基)苯基]乙酰胺	N-[4-(1H-pyrazol-1-yl)phenyl] acetamide
		38	N-[4-(1H-吡唑-1-基)苯基]甲酰胺	N-[4-(1H-pyrazol-1-yl)phenyl] formamide
		39	对乙酰氨基酚	paracetamol
	对乙酰氨基酚新光解产物	40	N-(3-氯-4-羟基苯基)乙酰胺	N-(3-chloro-4-hydroxyp henyl) acetamide
		41	N-(2,5-二氯-4-羟基苯基)乙酰胺	N-(2,5-dichloro-4-hydroxyphenyl) acetamide
		42	N-(2,3,5-三氯-4-羟基苯基)乙酰胺	N-(2,3,5-tri-chloro-4-hydroxyphenyl) acetamide
沙米中分离得到化合物	黄酮类化合物	43	3-O-[α-L-鼠李糖基-(1→6)-β-D-葡萄糖基]-7-O-(β-D-葡萄糖基)-槲皮素	3-O-[α-L-rhamnopyranosyl-(1→6)-β-D-glucopyranosyl]-7-O-(β-D-glucopyranosyl)-quercetin
		44	槲皮素-3-O-β-D-芹菜糖基(1→2)-[α-L-鼠李糖基(1→6)]-β-D-葡萄糖苷	quercetin-3-O-β-D-apiosyl (1→2)-[α-L-rhamnosyl (1→6)]-β-D-glucoside

(续表)

部位	类别	序号	化合物中文名称	化合物英文名称
		45	柚皮素	naringenin
		46	异鼠李素-3-O-芸香糖苷	isorhamnetin-3-O-rutinoside
		47	金圣草黄素	chrysoeriol
		48	异槲皮苷	isoquercitrin
		49	异荭草素	luteolin-6-C-glucoside
	其他化合物	50	绿原酸	chlorogenic acid
		51	原儿茶酸	protocatechuic acid
		52	对香豆酸	p-hydroxycinnamic acid
		53	尿囊素	allantoin

第二节 沙蓬药理作用研究

沙蓬除具有抗氧化作用以外，还具有良好的降低血糖、调节血脂、改善胰岛素抵抗(insulin resistance, IR)作用，对糖尿病导致的肝肾损伤有延缓或抑制作用。

一、抗氧化作用

根据沙蓬中绿原酸的抗氧化性能研究发现[7]，浓度相同的情况下，沙蓬中的绿原酸还原铁氰化钾的能力较维生素 C(vitamin C, Vc)强；通过对猪油抗氧化能力的实验发现，在抗氧化作用最强的 187.5 mg/L 浓度下，其抗氧化能力优于同浓度下的 Vc 和丁基羟基茴香醚，但较奎诺二甲基丙烯酸酯弱。在对沙米提取物清除羟基自由基的研究中发现[8]，在不同温度下(30℃、60℃)，不同溶剂(80%乙醇、60%乙醇、60%丙酮、甲醇溶液)中对沙蓬中抗氧化成分进行提取，测定各提取液清除羟基自由基的能力，结果显示在 30℃下，用 60%乙醇提取所得提取液的抗氧化作用最强。有学者从沙米中分离出 6 个黄酮类化合物，发现它们具有较强的 1,1-二苯基-2-三硝基苯肼自由基清除活性，同时发现它们对过氧自由基诱导的超螺旋 DNA 氧化损伤有较强的保护作用，并对叔丁基过氧化氢诱导的 HepG2 细胞氧化损伤的具有不同程度的保护作用;在 20μg/mL 时对细胞内活性氧的产生及积累具有有效的抑制作用,同时上调蛋白 Nrf2、pp38、pJNK、Bcl-2 的表达[6]。

二、降血糖作用

蒙药沙蓬具有一定的降血糖作用。有研究发现[9],蒙药沙蓬水提物对链脲佐菌素诱导的 SD 大鼠具有显著降糖作用,其机制可能是通过增强机体对清除活性氧自由基的能力,从而抑制自由基对胰岛β细胞的损伤,促进胰岛β细胞的修复。研究发现[10],沙蓬 4 种不同提取物(乙醇提取物、乙酸乙酯提取物、正丁醇提取物和水提取物)对四氧嘧啶诱导的糖尿病小鼠具有显著的降血糖作用,其中水提取物与醇提物作用更为明显,可显著改善糖耐量。为了更进一步探讨其降糖作用,采用国际公认的较为理想的自发性非肥胖型 2 型糖尿病动物模型 GK 大鼠来研究其降糖作用,结果发现蒙药沙蓬粗寡糖可通过降低 GK 大鼠随机血糖,改善糖耐量,增加胰岛素敏感性,改善胰岛组织的病理结果变化来发挥其降糖作用,并且效果近似甚至优于阳性药物格列本脲[11,12]。对 db/db 小鼠的作用表现为降低随机血糖,并改善口服葡萄糖和麦芽糖糖耐量,作用于 KKAy 小鼠时[13,14],蒙药沙蓬粗寡糖同样具有降血糖,改善糖胰岛素抵抗的作用,其机制可能是通过调节胰岛素信号转导通路 IRS2/PI3K/AKT/GSK3β/GLUT4 来实现其降糖作用。

三、降血脂作用

另有研究发现沙蓬具有降低由高脂饲料诱导的 Wistar 大鼠血清中总胆固醇(total cholesterol, TC)、三酰甘油(triglyceride, TG)、低密度脂蛋白(low density lipoprotein, LDL)的作用[15],而且通过活性成分筛选发现其降血脂成分主要为沙蓬粗寡糖,其毒性甚微,且可缓解高脂血症大鼠肝脏组织中脂肪的积累。目前临床上血脂检测的主要指标为 TG、TC、高密度脂蛋白胆固醇(high density lipoprotein cholesterol, HDL-C)和低密度脂蛋白胆固醇(low density lipoprotein cholesterol, LDL-C)。血液中的高密度脂蛋白(high density lipoprotein, HDL)与 TC 结合后变为 HDL-C,具有清洁血管的功能;而 LDL 与 TC 结合后成为 LDL-C,其水平过高可损害动脉,所以一般被认为是心血管疾病的主要原因之一。通过沙蓬粗寡糖对自发性 2 型糖尿病 GK 大鼠的研究发现,与 GK 大鼠组比较,沙蓬粗寡糖高、中剂量组大鼠血清中的 TG、TC 和 HDL-C 水平有不同程度的降低,说明沙蓬粗寡糖对 GK 大鼠同样具有改善高血脂的作用[14]。

四、改善糖尿病肝肾损伤

2 型糖尿病肝、肾损伤是糖尿病常见并发症，也是导致糖尿病死亡的主要原因之一[17,18]。沙蓬寡聚糖可以明显降低自发性 2 型糖尿病 GK 大鼠血清中丙氨酸氨基转移酶（alanine aminotransferase，ALT）、天冬氨酸氨基转移酶（aspartate aminotransferase，AST）、肌酐及尿酸的含量，且肝、肾组织中 NF-κB 的水平也得到明显抑制，可明显改善糖尿病肝、肾组织病理损伤。通过沙蓬粗寡糖对 db/db 小鼠降血糖和肝脏保护作用及机制研究可知[13]，沙蓬粗寡糖可显著降低小鼠随机血糖，并改善口服葡萄糖和麦芽糖糖耐量，抑制 2 型糖尿病小鼠血清中 ALT 和 AST 的表达量，明显增加 p-IRS-2、PI3K、p-AKT、PPAR-γ、INS-R、Glut4 蛋白和 mRNA 在肝组织中的表达量，同时可减轻 db/db 小鼠肝脏结构紊乱，减少肝细胞变性坏死及胶原纤维形成。

参考文献

[1] 龚邦，战凯璇，周雨华，等. 沙蓬地上部分化学成分的分离与鉴定（Ⅰ）[J]. 中国现代中药，2012，14(10)：7-11.

[2] 周雨华，战凯璇，龚邦，等. 沙蓬化学成分的分离与鉴定（Ⅱ）[J]. 沈阳药科大学学报，2012，29(10)：753-757.

[3] 李宝媛，战凯旋，周雨华，等. 沙蓬黄酮类和香豆素类化学成分的分离与鉴定[J]. 沈阳药科大学学报，2012，29(12)：923-926.

[4] 靳阳，李英华，回业乾，等. 沙蓬降糖总黄酮有效部位的化学成分[J]. 沈阳药科大学学报，2015，32(7)：519-522.

[5] 刘紫淳，李英华，曲俊业，等. 沙蓬地上部分三萜皂苷类化学成分的研究[J]. 中国现代中药，2013，15(11)：936-939.

[6] XU H Y，ZHENG H C，ZHANG H W，et al. Comparison of Antioxidant Constituents of Agriophyllum squarrosum，Seed with Conventional Crop Seeds [J]. Journal of Food Science，2018，83(7)：1823-1831.

[7] 王雅，赵萍，赵坤，等. 沙米绿原酸提取工艺优化及抗氧化性能研究[J]. 食品与发酵工业，2007，33(10)：131-134.

[8] 丁玲强，胡丽杰，王金芳，等. 野生沙米提取物清除羟基自由基的研究[J]. 食品研究与开发，2008，29(2)：47-50.

[9] 吉日嘎拉. 沙蓬水提物降糖作用的研究[D]. 呼和浩特：内蒙古大学，2016.

[10] 奥·乌力吉，包书茵. 一种治疗高血糖、糖尿病的蒙药：ZL201210447839.0[P]. 2014-09-10.

[11] 包书茵，韩淑英，澈力格尔，等. 沙蓬粗寡糖对 GK 大鼠胰岛素抵抗的影响[J]. 中国药理学通报，2016，32(3)：403-409.

[12] 包书茵,韩淑英,王胡格吉乐图,等. 沙蓬粗寡糖对糖尿病 GK 大鼠一般表征和糖脂代谢的改善作用[J]. 吉林大学学报(医学版),2016,42(6):1059-1065.

[13] Shuyin Bao, Yan-Ling Wu, Xiuzhi Wang, et al. Agriophyllum oligosaccharides ameliorate hepatic injury in type 2 diabetic db/db mice targeting INS-R/IRS-2/PI3K/AKT/PPAR-γ/Glut4 signal pathway [J]. J Ethnopharmacol, 2020,257: 1-10.

[14] Saqier, Shuyin Bao, Shuying Han, et al. Effects of Agriophyllum squarrosum extracts on glucose metabolism in KKAy mice and the associated underlying mechanisms [J]. J Ethnopharmacol, 2019,241: 1-9.

[15] 鲍明明. 沙蓬降血脂活性研究[D]. 呼和浩特:内蒙古大学,2017.

[16] Harrison SA, Brunt EM, Coodman ZD, et al. Diabetic hepatosclerosis: diabetic microangiopathy of the liver [J]. Arch Pathol Lab Med, 2006,130(1): 27-32.

[17] Atkins RC, Zimmet P. Diabetic kidney disease: act now or pay later [J]. Arch I ran Med, 2010,13(1): 77-80.

[18] 包书茵,韩淑英,朝日雅,等. 沙蓬粗寡糖对 GK 大鼠肝、肾保护作用及机制探讨[J]. 中国药理学通报,2018,34(1):147-148.

第四章

沙蓬临床应用

沙蓬是蒙医习用药材,全草可入药。蒙药材沙米是蒙医临床中应用广泛、疗效可靠、资源特别丰富的蒙药。蒙医认为沙米有祛疫、清热、解毒、利尿之功能,用其煮散剂或入丸散治疗瘟疫、头痛、赤目、黄疸、肾热、尿道灼痛、胃“赫依”、口舌生疮、齿龈溃烂等症具有一定的疗效[1,2]。

《四部医典》第三部《密诀本》,论述各种疾病的诊断和治疗,关于沙蓬的临床应用原文记载为:“疫热降腑,沙蓬、肋柱花、木鳖子、麦冬(船形乌头)、拳参、连翘配伍白糖令服”“疫热‘巴达干’时,苦参、沙蓬、肋柱花,煎汤温服,治宜汗出疫热缓降之”“‘赫依’疫初始,沙蓬、拳参、苦参、山柰煎汤令服,熟化之”“‘协日’疫伊始,肋柱花、沙蓬煎汤饮,或沙蓬、拳参、抱茎苦荬、角茴香煎汤令服”“‘巴达干’疫起始,沙蓬、拳参、瞿麦、山柰、香附、角茴香煎汤令服,熟化之”“‘聚合’疫起始熟化,温胃通络宜以高良姜、沙蓬、角茴香三味加香附煎汤温服之”“肋柱花、苦参、木鳖子、沙蓬煎汤饮,可清解疫热致神昏身重”。[3]

治疗巩膜黄染,“协日”降胃脘刺痛:“肋柱花、沙蓬、肉豆蔻、栀子煎汤饮。”[3]

清脾热:“胡连、漏芦花、丹参、秦艽花(龙胆花)为主,加囊距翠雀花、沙蓬、黄连为散用。”[3]

清肾热:“胡连、漏芦花、丹参、秦艽花(龙胆花)为主,加刺柏、沙蓬、冬葵果为散用。”[3]

蒙医古籍《四部甘露》中关于沙蓬的临床应用,原文记载为:“未熟热,血、‘协日’盛者,三子、沙蓬、地格达、角茴香、苦参煎汤令服之。”[4]

20 世纪,蒙医学家吉格木德丹金扎木苏编著的《观音之喜》,主要介绍蒙医常用的诊断方法,药物性能及蒙医常用验方,关于沙蓬的临床应用,原文记载为:“沙蓬、紫草茸、胡连各 15g,枇杷叶、秦艽花(龙胆花)、白糖各 10g,熊胆 5g,麝香 2.5g,以上八味共为散,清热消肿;用于口腔溃疡,牙龈肿痛。”[5]

《中国医学百科全书·蒙医学》楚力格日(沙蓬)条目下记:"本品味苦、涩,性糙、平。具有祛疫,清热,解毒,利尿功效。"[1]

《中华本草·蒙药卷》载沙蓬(楚力格日)"功能与主治"项下记载:"祛疫,清热,解毒,利尿。用于疫热增盛,头痛,身目黄疸,口糜,齿龈溃烂,尿道灼痛,肾热。"[6]

《简明生物学词典》中介绍沙蓬也可治疗多种家畜相关疾病,如治疗猪消化不良、呕吐不止,还可治疗牛、马感冒发烧、肾炎水肿、肠炎腹泻、腹下水肿等[7]。《内蒙古植物药志》记载沙蓬散剂或丸剂对瘟疫、头痛、目赤、肾热、黄疸、牙龈溃烂及口舌生疮等具有一定的疗效[2]。

沙米味甘性温,可主治多种疾病,如感冒发烧、麻疹不透、水肿、肾炎水肿。

《药性考》记载:"蓬蒿之实,名曰沙米,清热消风,饥荒食旨。味甘性温,通利大肠,消宿食,治噎隔反胃,服之不肌。"[8]甘肃《兽医土草药验方选》中记载沙米"治肠炎腹泻,腹下水肿"。[9]《青海省兽医中草药》中记载沙米:"发表解热,消食止呕,治积食不消,噎膈反胃,感冒发烧,肾炎水肿。"[10]《本草纲目》中记载:"沙米,味甘性温、清热清风、消宿食、治噎嗝反胃、服之不饥。"[11]《四部医典》论述部药物功效章草类药物篇:"吉刺儿,祛瘟,解毒,清肾热。"[3]《内蒙古植物药志》中记载沙米全草有祛疫、清热、解毒、利尿的功能,用沙米煮散剂或丸剂能够治疗瘟疫、头痛、目赤、肾热、黄疸、牙龈溃烂及口舌生疮等[2]。

参考文献

[1] 白清云. 中国医学百科全书[M]. 赤峰:内蒙古科学技术出版社,1986:419-420.
[2] 朱亚民. 内蒙古植物药志:第一卷[M]. 呼和浩特:内蒙古人民出版社,2000:229.
[3] 宇妥·元丹贡布. 四部医典(蒙古文版)[M]. 呼和浩特:内蒙古人民出版社,1977:138.
[4] 伊喜巴拉珠尔. 甘露四部[M]//认药白晶鉴(蒙古文版). 呼和浩特:内蒙古人民出版社,1988:560.
[5] 吉格木德丹,金扎木苏. 通瓦嘎吉德(蒙古文版)[M]. 呼和浩特:内蒙古人民出版社出版,1999.
[6] 国家中医药管理局中华本草编委会. 中华本草:蒙药卷[M]. 上海:上海科学技术出版社,2004:236-246.
[7] 冯德培. 简明生物学词典[M]. 上海:上海辞书出版社,1983:673.
[8] 〔清〕赵学敏. 本草纲目拾遗[M]. 闫志安,肖培新校注. 北京:中国中医药出版社,1998:379.
[9] 冯洪钱. 兽医本草补遗[M]. 北京:科学技术文献出版社,2005:18.
[10] 青海省畜牧兽医总站. 青海省兽医中草药[M]. 西宁:青海省畜牧兽医总站,1982:29.
[11] 〔明〕李时珍. 本草纲目[M]. 张守康,张向群,王国辰主校. 北京:中国中医药出版社,1998:1038.

第五章

沙蓬品质评价方法

沙蓬为蒙医习用传统药材，但迄今尚无药品质量法定标准，一直影响着沙蓬的质量稳定、临床疗效和用药安全，因此对沙蓬进行了质量标准研究。

第一节　沙蓬品质研究

一、实验材料

（一）药物与试剂

实验研究采集5批沙蓬药材样品：

X1：2012年8月24日采集于内蒙古通辽市奈曼旗；

X2：2012年8月17日采集于内蒙古兴安盟；

X3：2012年8月28日采集于内蒙古锡林郭勒盟；

X4：2013年8月31日采集于内蒙古鄂尔多斯市；

X5：2013年8月18日采集于内蒙古通辽市科左后旗。

以上5批样品经内蒙古民族大学蒙医药学院蒙药鉴定学教授包桂花博士鉴定，均为藜科植物沙蓬 *Agriophyllum squarrosum*（L.）Moq. 的干燥地上部分。沙蓬药材图见图5-1。

槲皮素对照品（纯度96.5%）；异鼠李素对照品（纯度99.0%），均购于中国食品药品检定研究院。

硅胶G（薄层色谱用）、硅胶GF_{254}（薄层色谱用），青岛海洋化工有限公司制造；薄层色谱硅胶G板、硅胶GF_{254}板，青岛海洋化工厂分厂产。其他所用试剂均为分析纯。

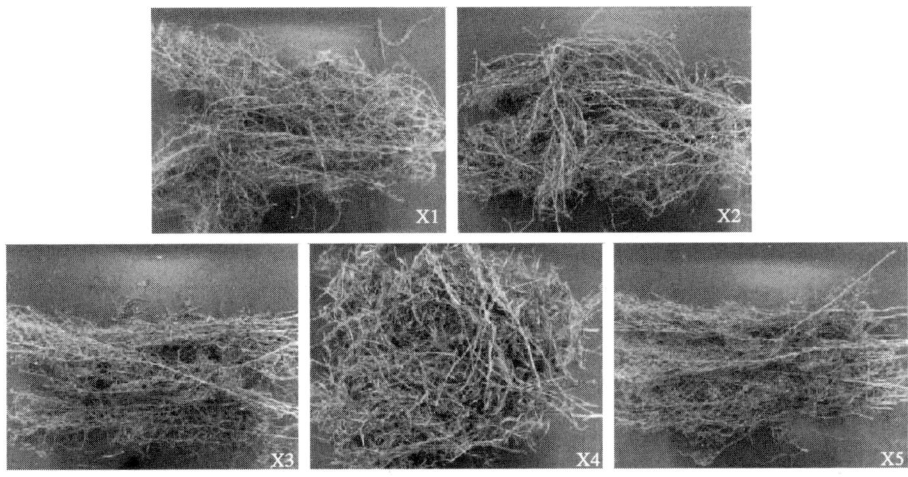

图5-1 沙蓬药材

(X1 采自奈曼旗;X2 采自兴安盟;X3 采自锡林郭勒盟;X4 采自鄂尔都斯市;X5 采自科左后旗)

(二) 实验仪器

PM-2135 型切片机(德国莱卡);NikonEclipse E600 型生物显微镜;AUY120 电子天平(日本岛津);JY-2S 型紫外分析仪(北京);定量毛细管(美国 Drummond);彩色生物显微图像分析系统(OLYMPUS U-CMAD3;U-TV1X-2 JAPAN);Agilent 1260 Infinity 高效液相色谱仪(美国),Agilent 1260LC 化学工作站;Mettler Toledo NewClassic MS105 电子天平 d=0.01mg[梅特勒-托利多仪器(上海)有限公司];Milli-Q Academic 超纯水系统(法国);Crest CP 500D 超声波清洗机[克斯特超声波清洗机(上海)有限公司]。

二、实验方法

(一) 显微鉴别研究

对沙蓬茎横切面和叶横切面的显微组织构造特征进行了显微鉴别。

(二) 薄层色谱鉴别

1. 试验溶液的制备

沙蓬粉末 2g,置 50mL 离心管中,加甲醇 20mL,超声处理 30min, 8000r/min 离心 3min,取上清液置入具塞锥形瓶中,加盐酸 5mL, 90℃水浴中加热回流水解 1h,取出,蒸干,残渣加乙酸乙酯 1mL 使溶解,作为供试品溶液。另取沙蓬对照药材粉末 2 g,同法制成对照药材溶液。

2. 薄层板的制备

自制板 0.5%CMC－Na 硅胶 G 板,规格 10 cm×20 cm、厚度 0.4～0.5 mm。

预制板 硅胶 G 板,规格 10cm×20cm、厚度 0.2～0.25 mm,均于 110℃活化 30 min。

3. 条件

点样 接触式圆点状定量毛细管手动点样,5 μL。

展开剂 (A)环己烷-乙酸乙酯-甲酸(5∶4∶1.5),使用量×2＝20.0 mL;(B)甲苯-甲酸乙酯-甲酸(5∶3∶1),使用量×2＝18.0 mL;(C)甲苯-乙酸乙酯-甲酸(5∶2∶1),使用量×2.5＝20.0 mL;双槽玻璃层析缸(10 cm×20 cm)内上行展开,展距 12 cm。

温度 室温展开(T：27℃，RH：56%)；

显色剂 3%三氯化铝乙醇溶液 105℃加热数分钟,紫外光灯显色(365 nm)。

(三) 检查项目的研究

1. 水分

参照《中国药典》2010 年版一部附录Ⅸ H 水分测定法第一法对 5 批样品的水分进行了考察测定。

2. 总灰分、酸不溶性灰分

参照《中国药典》2010 年版一部附录Ⅸ K 载方法对 5 批样品总灰分及酸不溶性灰分进行了考察测定。

3. 重金属

对本品中的重金属含量亦进行了限量考察。参照有关文献(CHP2005 Ⅰ/阿胶),取本品内容物 1.00 g,参照《中国药典》2010 年版一部(附录Ⅸ E)重金属检查法第二法依法操作检查。

4. 砷盐

对本品中的砷盐含量进行了限量考察。参照文献(GB/T5009 76－2003),精密称取本品内容物 2.50 g,置 100 mL 定氮瓶中,采用硝酸-硫酸法进行样品消化,并定容 25 mL,精密量取消化液 10 mL,置 100 mL 标准磨口锥形瓶中,加盐酸 4 mL 与水 14 mL,参照《中国药典》2010 年版一部(附录Ⅸ F)砷盐检查法第一法,标准砷对照液的制备,自"再加碘化钾试液 5 mL"起,依法操作检查。

5. 浸出物测定

本品所含芦丁、异鼠李糖－3－O－β－D－芸香糖苷等黄酮类化合物为其主要活性成分,具有较好醇溶性。故按照醇溶性浸出物测定法项下热浸法(中国药典 2010 年版一部附录Ⅹ A),取样品 X5,以浸出物中含槲皮素、异鼠李素总量高,浸出物适中者为佳(以 HPLC 法测得峰面积值 A 计),对不同浓度乙醇的热浸效果进行了考察。

(四) 含量测定研究

参照《中国药典》2010 年版一部垂盆草项下的含量测定方法,按"中药质量标准分析方法验证指导原则"要求,进行了采用高效液相色谱法测定沙蓬中槲皮素、异鼠李素总含量的研究。

1. 试验溶液的制备

对照品溶液的制备 称取槲皮素对照品精密称定 10.02 mg、异鼠李素对照品精密称定 10.16 mg、分别置 10 mL 量瓶中,各加甲醇使溶解并稀释至刻度,摇匀,作为对照品贮备液。精密吸取上液槲皮素对照品贮备液 100 μL,异鼠李素对照品贮备液 50 μL,置 10 mL 量瓶中,加甲醇稀释至刻度,摇匀,即得(每 1 mL 含槲皮素 0.01002 mg,异鼠李素 0.00508 mg)。

供试品溶液的制备 取药材粉末(过 3 号筛)约 0.35 g(或 0.6 g),精密称定,置具塞锥形瓶中,精密加入 80%甲醇 50 mL,称定重量,在 90℃水浴中加热回流 1 h,放冷,再称定重量,用 80%甲醇补足减失的重量,摇匀,滤过。精密量取续滤液 25 mL,精密加入盐酸 5 mL,称定重量,在 90℃水浴中加热回流 1 h,迅速冷却,再称定重量,用 80%甲醇补足损失重量,摇匀,滤过,取续滤液 2.5 mL, 80%甲醇至 10 mL,摇匀,即得。

缺沙蓬阴性溶液的制备 取 80%甲醇 25 mL,加入盐酸 5 mL,置 90℃水浴中,照上述供试品溶液的制备方法操作,即得。

2. 色谱条件的选择

色谱柱 安捷伦 ZORBAX Eclipse Plus C18 柱(5 um, 150×4.6 mm),填充剂为十八烷基硅烷键合硅胶。

波长的选择 取槲皮素、异鼠李素对照品的甲醇溶液,在 200~450 nm 波长范围内进行光谱扫描。

流动相的选择 以甲醇∶0.4%磷酸溶液系统为流动相,以 45∶55、50∶50、55∶45 的不同配比进行了考察。

流动相的流速 对选定的流动相以(0.8±0.2)mL/min 的不同流速进行了考察试验。

柱温 对色谱柱温度的控制,以(25±5)℃的不同温度进行了考察试验。

理论板数的确定 在上述选定条件下,对供试品溶液的多次测定结果都表明,槲皮素、异鼠李素的理论板数都在 5000 以上,达到二者间以及与相邻峰完全分离($R>1.5$)。

$$N=5.54\left(\frac{t_R}{W_{\frac{h}{2}}}\right)^2$$

3. 专属性考察

精密吸取对照品溶液、供试品溶液和缺沙蓬阴性溶液各 10 μL，注入液相色谱仪，在上述选定色谱条件下测定。

4. 线性关系的考察

分别精密吸取对照品混合溶液 2.5、5.0、7.5、10.0、12.5 μL，注入液相色谱仪，测定其峰面积值。并以峰面积值(S)对进样量(C)分别进行线性回归，得各对照品标准曲线回归方程。

5. 精密度试验

精密吸取上述对照品溶液 10 μL，重复进样 6 次，测定峰面积值。

6. 稳定性试验

分别于 0、2、4、6、8、10 h，精密吸取 X5 供试品溶液 10 μL，注入液相色谱仪，测定其峰面积值。

7. 重复性试验

精密称取样品 X5，按供试品溶液的制备方法制备供试品溶液 6 份，分别精密吸取 10 μL，注入液相色谱仪，测定其峰面积值，并计算含量。

8. 准确度试验

精密量取已知含量的样品(X5)0.175 g，9 份，分三组分别依次精密加入槲皮素对照品储备液各 0.45、0.85、1.15 mL；分别依次精密加入异鼠李素对照品储备液各 0.22、0.34、0.44 mL，按供试品溶液的制备方法制备供试溶液。精密吸取对照品溶液、供试溶液各 10 μL，分别注入液相色谱仪，测定含量，并计算回收率。

9. 耐用性试验

主要考察了安捷伦 Agilent ZORBAX Eclipse Plus C18 柱(5 μm，150×4.6 mm)和岛津 Shim-pack VP-ODS C18(5 μm，250×4.6 mm)对本品(X5)含量测定结果的影响，并对考察结果进行方差分析。

10. 样品含量测定

按照高效液相色谱法(《中国药典》2010 年版一部附录Ⅵ D)测定。精密吸取对照品溶液与供试品溶液各 10 μL，注入液相色谱仪，记录色谱图，测定其峰面积值，并计算槲皮素($C_{15}H_{10}O_7$)、异鼠李素($C_{16}H_{12}O_7$)的含量。

三、实验结果

(一) 显微鉴别研究

1. 沙蓬茎的横切面

显微镜下观察显示，表皮细胞 1 层，类长方形，棱脊处类圆形，外被角质层。皮层明显，棱脊处为厚角组织，棱脊间外侧为1～2列栅状细胞，中层细胞类圆形，内含大型草酸钙簇晶，内侧细胞切向延长。维管束外韧型成环。髓宽广，由大型薄壁细胞组成，内含草酸钙簇晶(见图5-2)。

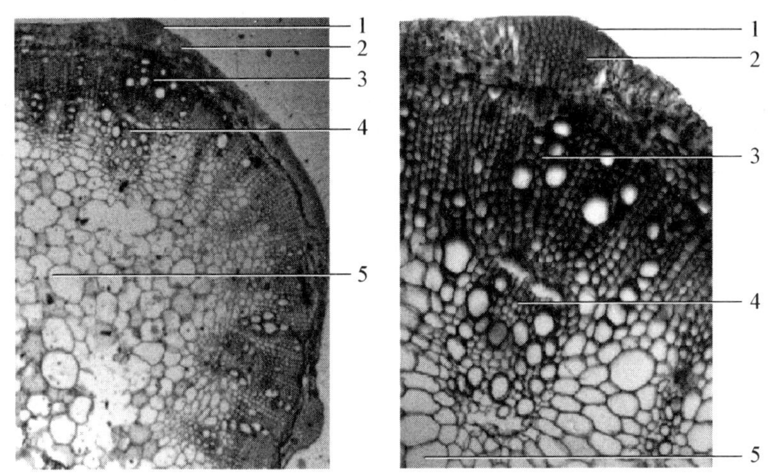

图5-2 沙蓬茎横切面显微图

(1. 表皮;2. 皮层;3. 韧皮部;4. 木质部;5. 髓部)

2. 沙蓬叶的横切面

显微镜下观察显示，上、下表皮细胞各1层，类长方形，切向延长，外被角质层。叶肉组织等面型，上下均有栅栏细胞1～2列;海绵组织细胞类圆形，外侧细胞含大型草酸钙结晶，内侧细胞大型，纹孔明显。叶脉维管束外韧型，上下两侧分布有纤维束，上、下表皮下有数层厚角组织(见图5-3)。

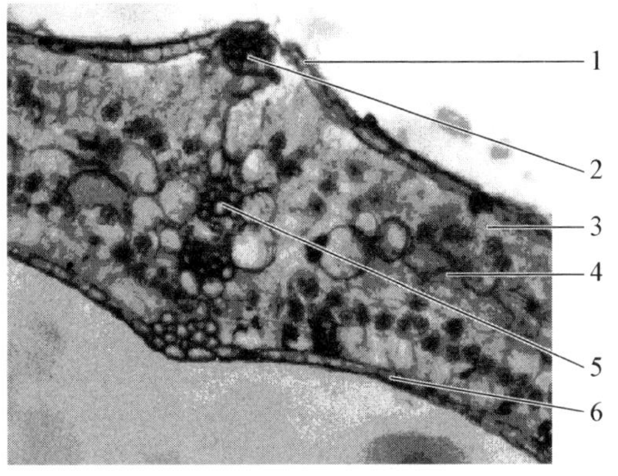

图5-3 沙蓬叶横切面显微图

(1. 上表皮;2. 厚角组织;3. 栅栏组织;4. 海绵组织;5. 叶脉;6. 下表皮)

3. 沙蓬粉末

本品粉末呈黄绿色。参照《中国药典》2010年版一部(附录Ⅱ C)显微鉴别法操作试验，取本品置显微镜下观察可见不等式或不定式气孔。草酸钙簇晶数量众多，散在或镶嵌于薄壁细胞中。薄壁细胞细长方形。导管为网纹、螺纹、环纹或孔纹。可见细长纤维(见图5-4)。

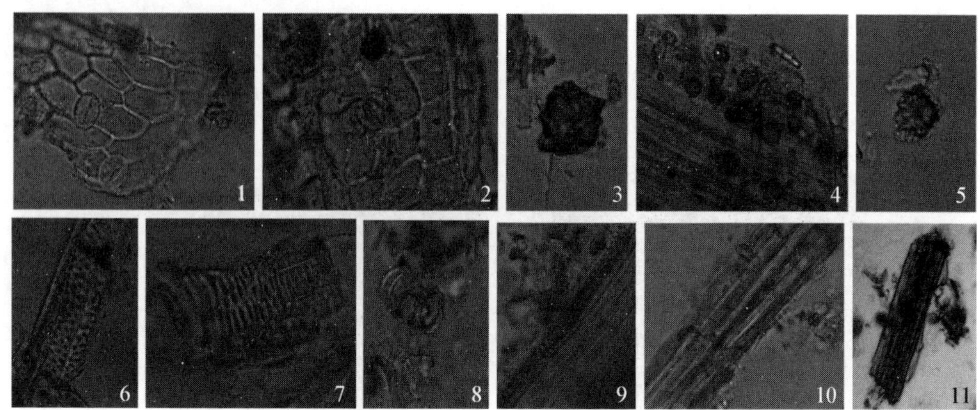

图 5-4　沙蓬粉末显微特征图

(1、2、4 气孔,薄壁细胞;3、4、5 簇晶;6、7、8、9 导管;10、11 纤维)

(二) 薄层色谱鉴别

三个展开系统展开的供试品色谱中,在与对照品色谱相应的位置上,均显相同颜色的荧光斑点;斑点 Rf 适宜,显色清晰,色谱分离好。以展开剂环己烷-乙酸乙酯-甲酸(5∶4∶1.5)更佳,故优选其收入标准草案正文(见图 5-5)。

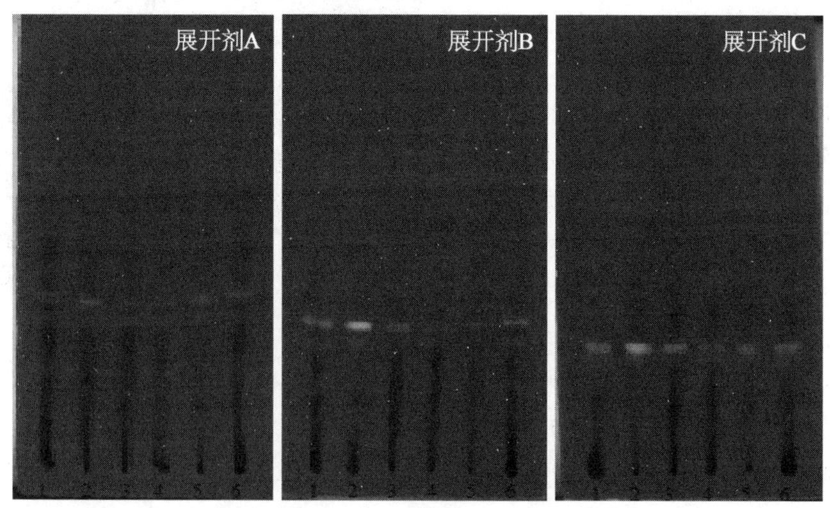

图 5-5　沙蓬的薄层色谱图

(1:沙蓬 X1;2:沙蓬 X2;3:沙蓬;4:沙蓬对照药材;5:沙蓬 X5;6:沙蓬 X6)

(三) 检查项目的研究

1. 水分

综合分析考察结果暂定本品含水分不得超过 11.0%(见表 5-1)。

表 5-1 沙蓬水分的测定结果(%)

样品	n_1	n_2	$\bar{x}$
X1	10.05	10.38	10.2
X2	7.80	7.72	7.8
X3	10.21	9.68	9.9
X4	7.13	7.11	7.1
X5	8.49	8.35	8.4

2. 总灰分、酸不溶性灰分

表 5-2 沙蓬总灰分及酸不溶性灰分的测定结果(%)

样品	总灰分			酸不溶性灰分		
	n_1	n_2	$\bar{x}$	n_1	n_2	$\bar{x}$
X1	8.32	9.24	8.78	1.36	1.49	1.42
X2	9.53	10.27	9.90	1.03	0.87	0.95
X3	10.31	9.42	9.87	1.07	1.27	1.17
X4	8.97	9.29	9.13	1.35	1.62	1.49
X5	10.02	9.43	9.73	0.93	1.48	1.21

综合分析以上考察测定结果(见表 5-2),考虑到样品采集、收集地区及季节气候等因素,本品总灰分暂定为不得超过 10.0%;酸不溶性灰分在 1.0%~1.5%之间,均小于 2.0%,故未纳入本标准草案正文。

3. 重金属

三批中试样品每 1g 内容物中的重金属含量均少于 10 μg,即都低于百万分之十,故该项检查未列入标准草案正文(见表 5-3)。

4. 砷盐

三批中试样品每 1g 内容物中的砷盐含量均少于 2 μg,即都低于百万分之二。

故该项检查未列入标准草案正文(见表 5-3、图 5-6)。

表 5-3 砷盐及重金属检查结果(μg/g)

样品	Pb	As
X1：奈曼旗	<10	<2
X2：兴安盟	<10	<2
X3：锡林郭勒	<10	<2
X4：鄂尔多斯	<10	<2
X5：科左后旗	<10	<2

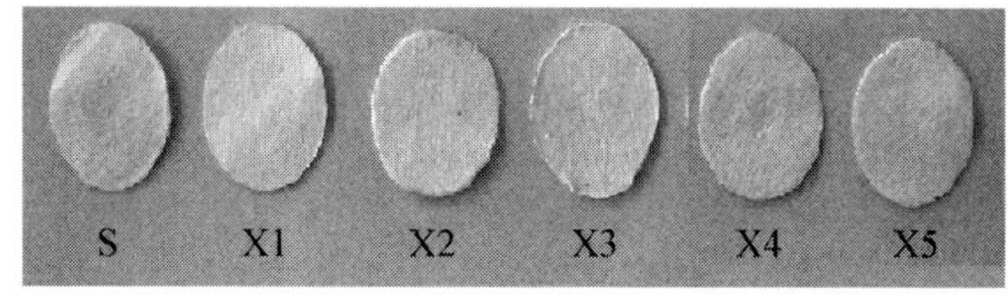

图 5-6 沙蓬的砷盐检查结果

[S：标准砷斑(2 μg)；X1～X5：样品砷斑(W=1 g)]

5. 浸出物测定

结果表明 70%乙醇效果最好(见表 5-4)。以 70%乙醇为溶剂，采用热浸法测定了样品醇溶性浸出物。综合考虑样品的采集、加工、产地、批次、贮运及季节气候等因素，暂定本品醇溶性浸出物含量按干燥品计算不得少于 15.0%(见表 5-5)。

表 5-4 不同浓度乙醇溶液热浸对沙蓬浸出物影响的考察

乙醇浓度(%)	浸出物(%)			槲皮素 A+异鼠李素 A = $A_{\sum}$		
	n_1	n_2	$\bar{x}$	$A_{\sum 1}$	$A_{\sum 2}$	$\bar{x}$
50	19.23	18.91	19.07	3341.26893	2904.88867	3123.07880
60	19.55	19.06	19.30	3239.47626	3344.20696	3291.84161
70	16.17	16.11	16.14	3600.96020	3569.12395	3585.04208
80	14.09	14.18	14.13	2672.36689	3081.55133	2876.95911

表 5-5 沙蓬醇溶性浸出物的测定结果(%)

样品	n_1	n_2	$\bar{x}$
X1	15.13	15.31	15.22
X2	14.23	14.95	14.59
X3	14.03	14.76	14.39
X4	14.96	15.12	15.04
X5	16.17	16.11	16.14

(四) 含量测定研究

1. 色谱条件的选择

色谱柱　安捷伦 ZORBAX Eclipse Plus C18 柱(5 μm, 150×4.6 mm),填充剂为十八烷基硅烷键合硅胶。

波长的选择　槲皮素在 370.6 nm 处有最大吸收,异鼠李素在 370.4 nm 处有最大吸收(见图 5-7)。结合《中国药典》2010 年版一部垂盆草项下槲皮素、异鼠李素含量测定的检测波长为 360 nm,经于(360±2)nm 的考察测定,结果差异不明显,故本试验研究的检测波长确定为 360 nm。

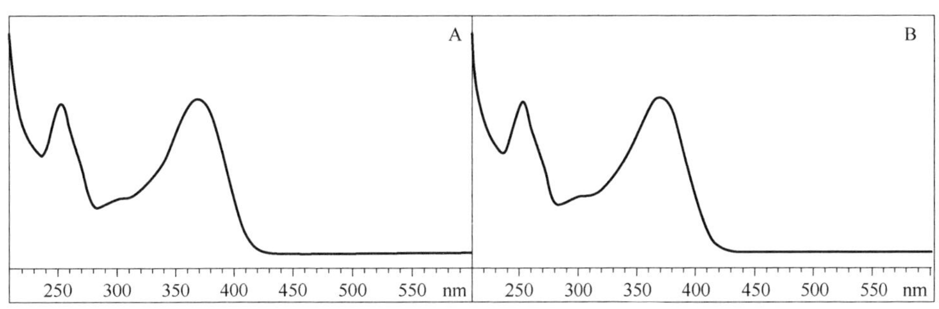

图 5-7 槲皮素(A)、异鼠李素(B)的紫外光谱扫描图

(A: UVλMeOH maxnm: 370.6; B: UVλMeOH maxnm: 370.4)

流动相的选择　50∶50 的配比可使供试品溶液中槲皮素、异鼠李素色谱峰相互间以及与相邻峰都达到完全分离,而且保留时间适宜(见图 5-8)。故确定采用流动相甲醇∶0.4%磷酸溶液的配比为 50∶50。

流动相的流速　槲皮素、异鼠李素色谱峰的保留时间随流速提高依次有所前移,对测定结果无明显影响(见图 5-9)。故本试验研究采用流动相流速为 1.0 mL/min。

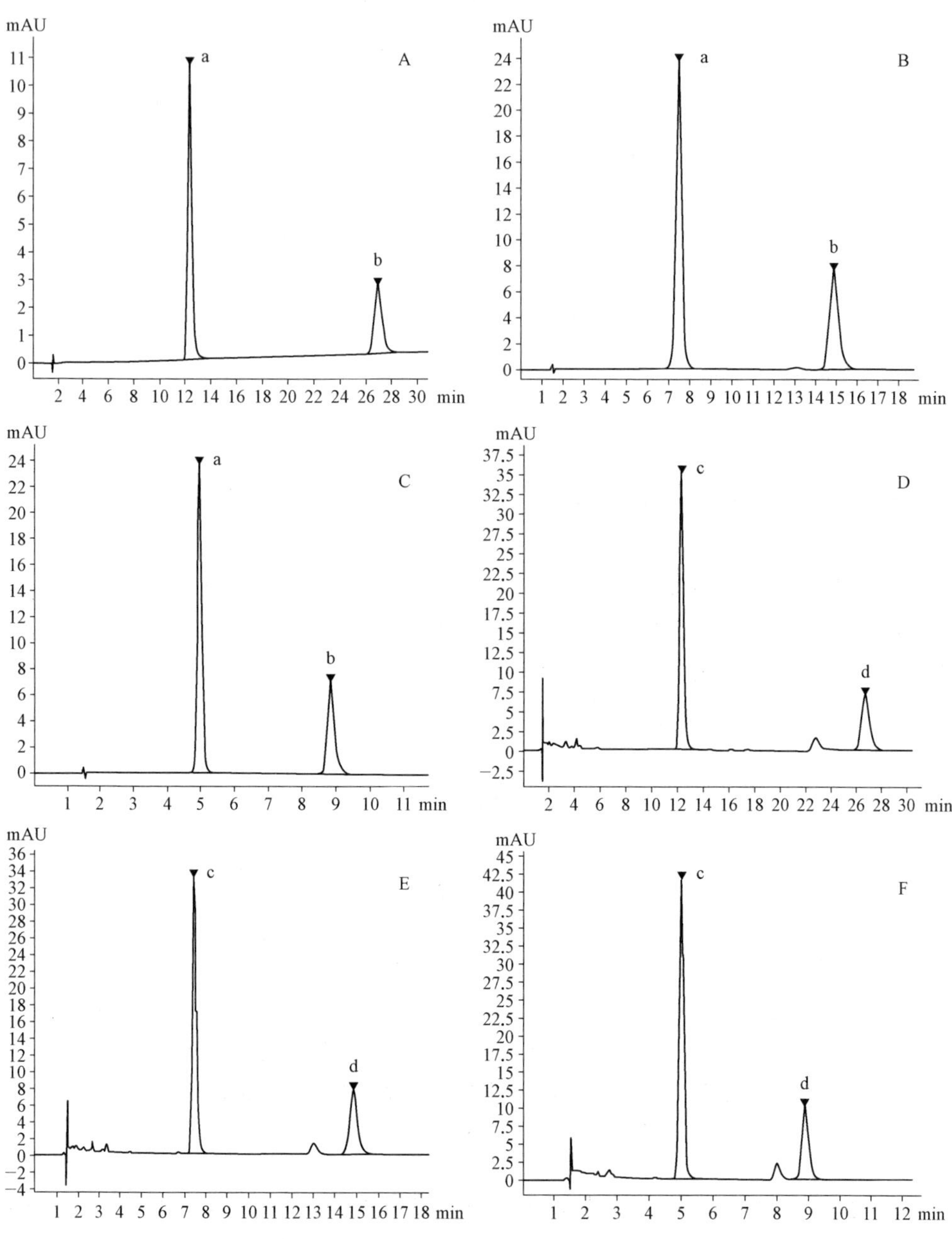

图 5-8 流动相组成比例选择的 HPLC 色谱图

[A～C：槲皮素对照品(a)0.010 mg/mL＋异鼠李素对照品(b)0.005 mg/mL；D～F：沙蓬 1.450 mg/mL，沙蓬中槲皮素(c)，沙蓬中异鼠李素(d)；流动相比例：A、D 为 45∶55；B、E 为 50∶50；C、F 为 55∶45]

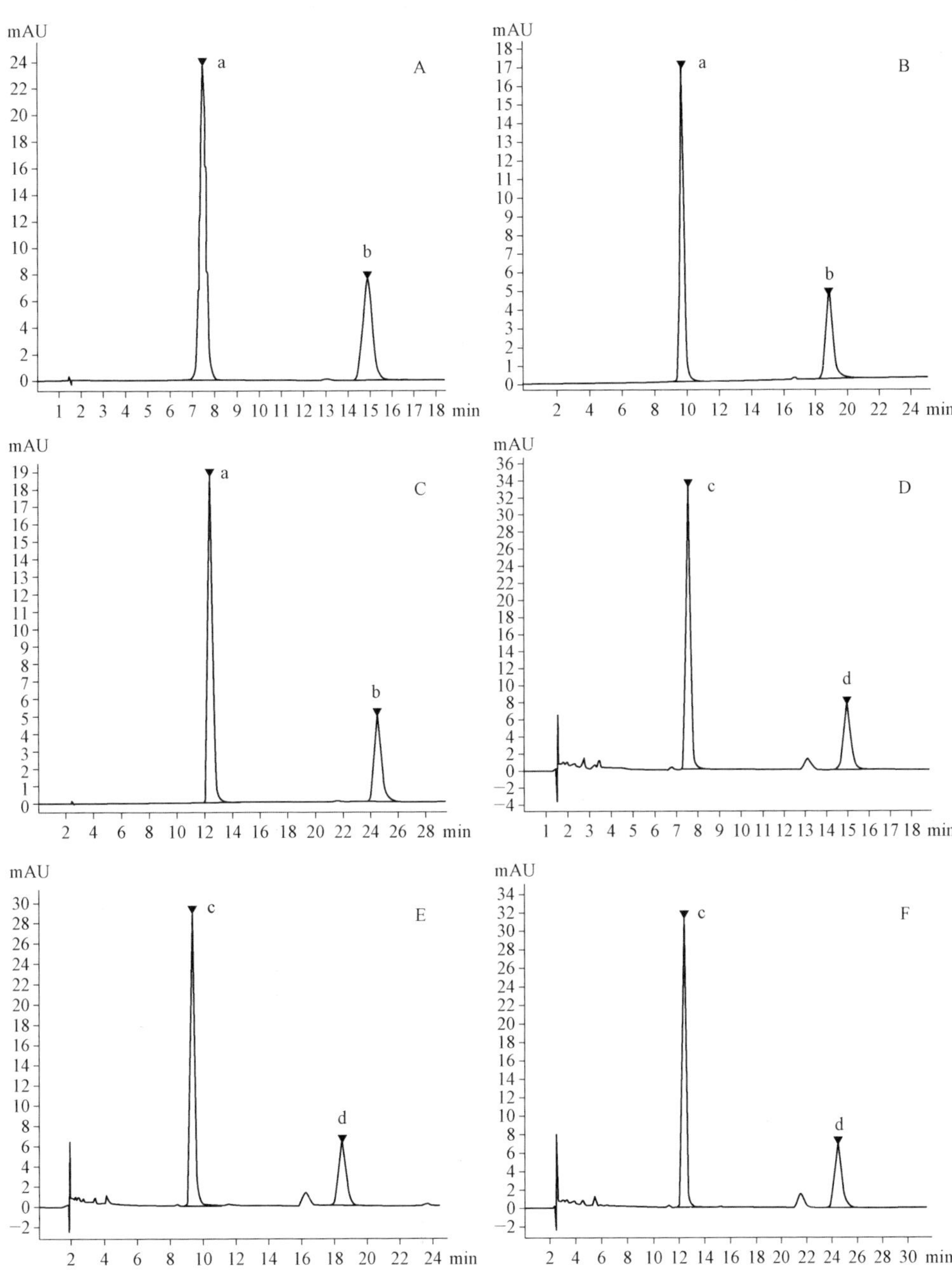

图5-9 流动相流速考察的 HPLC 色谱图

[A～C：槲皮素对照品(a)0.010 mg/mL＋异鼠李素对照品(b)0.005 mg/mL；D～F：沙蓬1.450 mg/mL，沙蓬中槲皮素(c)，沙蓬中异鼠李素(d)；流动相速率：A、D为1.0 mL/min；B、E为0.8 mL/min；C、F为0.6 mL/min]

柱温 槲皮素、异鼠李素色谱峰的保留时间随柱温提高渐有前移，对测定结果无明显影响(见图 5-10)。故本试验采用柱温为 30℃。

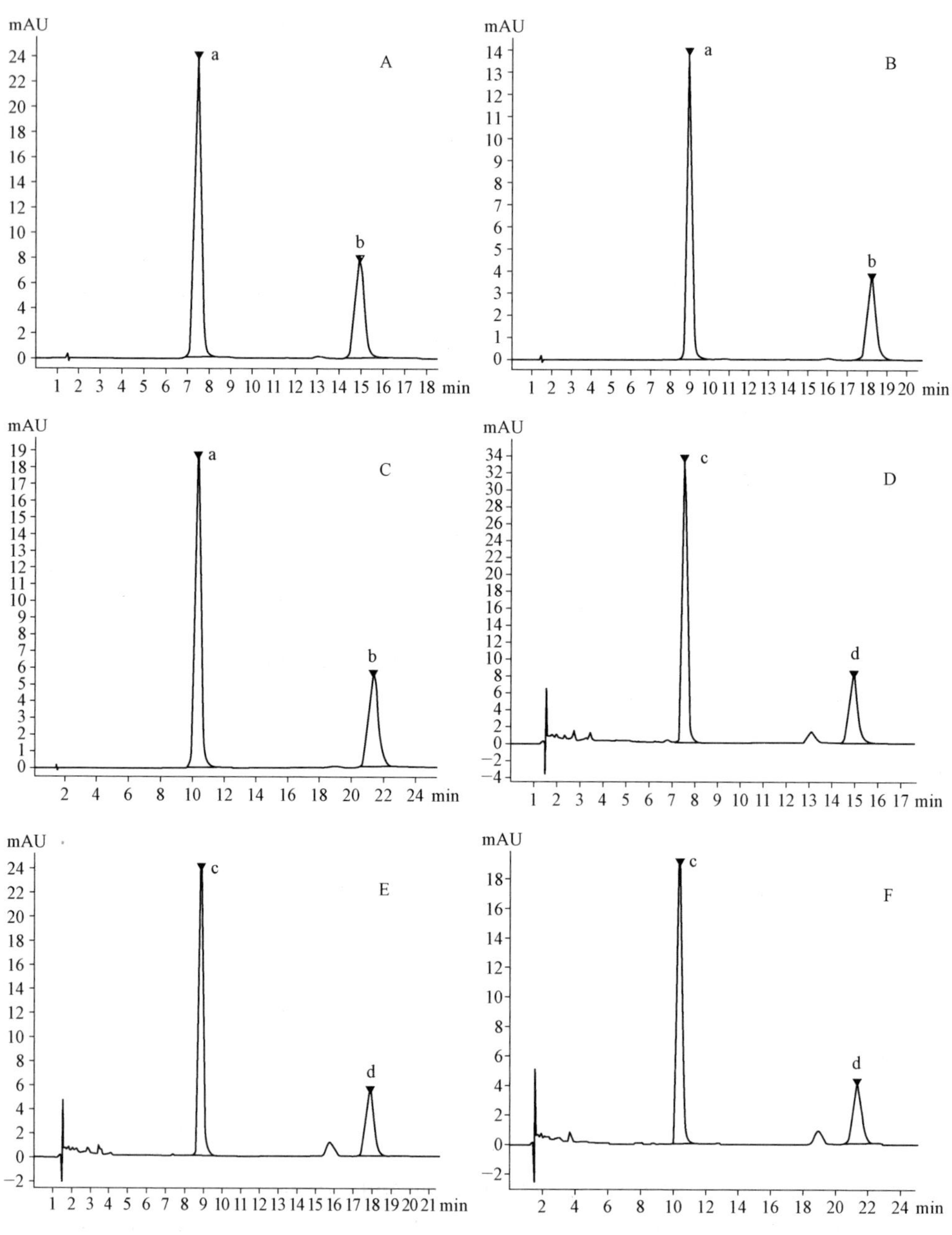

图 5-10 柱温考察的 HPLC 色谱图

[A～C：槲皮素对照品(a)0.010 mg/mL＋异鼠李素对照品(b)0.005 mg/mL；D～F：沙蓬 1.450 mg/mL，沙蓬中槲皮素(c)，沙蓬中异鼠李素(d)；柱温：A、D 为 30℃；B、E 为 25℃；C、F 为 20℃]

理论板数的确定 参照《中国药典》2010 年版一部垂盆草相关项下，确定本含量测定方法的理论板数以槲皮素峰计，应不低于 3000。

2. 专属性考察

供试品色谱中在与槲皮素、异鼠李素对照品色谱峰保留时间相同的位置处均呈现待测色谱峰，且与相邻色谱峰分离完全，峰形对称；而缺沙蓬阴性溶液色谱中，在与槲皮素、异鼠李素对照品色谱保留时间相同位置处无色谱峰出现。槲皮素、异鼠李素对照品色谱峰的纯度因子分别为 997.497、999.827；供试品中待测色谱峰的纯度因子分别为 997.461、999.086。表明该含量测定方法专属性好，供试液制备所用溶剂对含量测定无干扰(见图 5-11)。

3. 线性关系的考察

槲皮素：y=4793.002x−2.958，r≈1

异鼠李素：y=4612.499x−3.327，r≈1

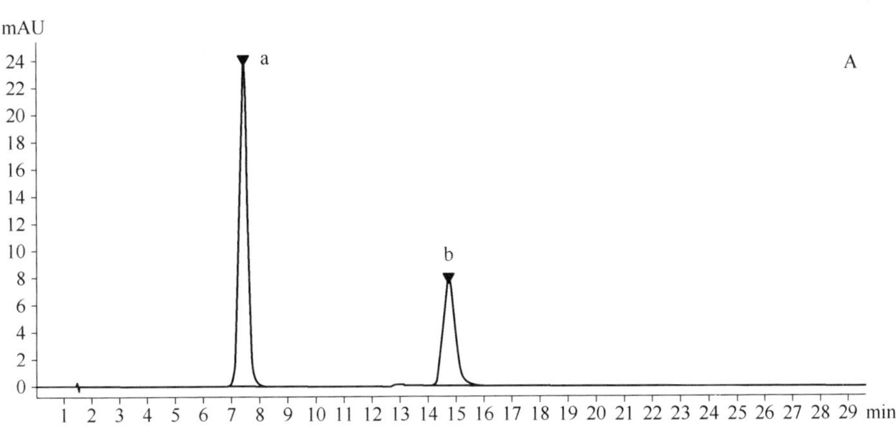

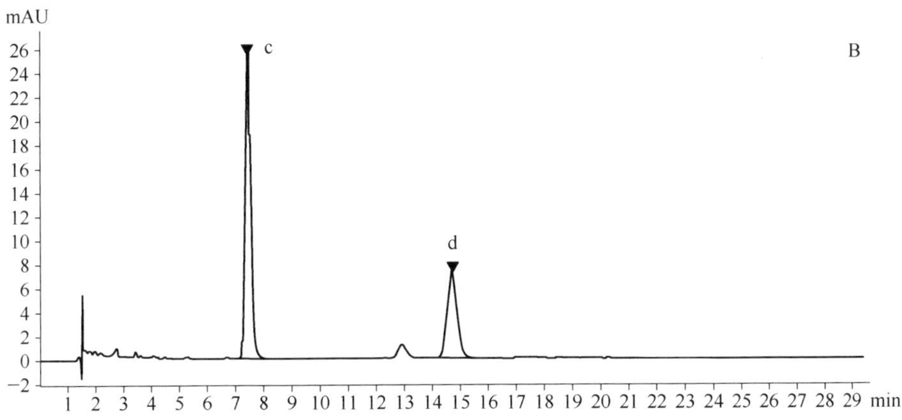

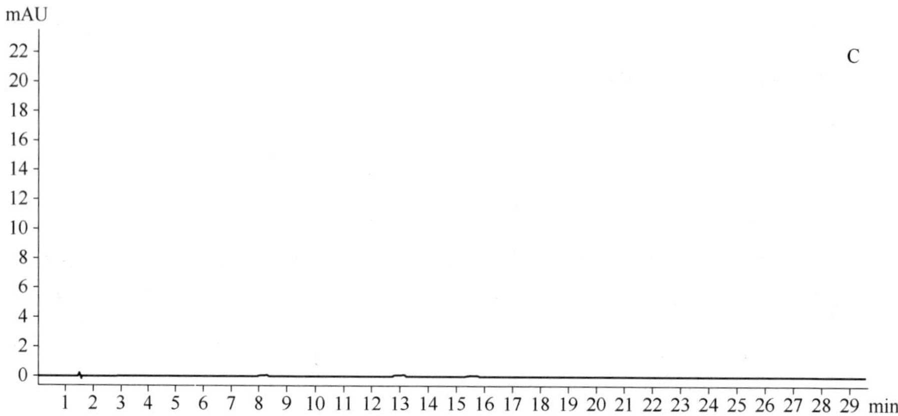

图 5-11 专属性考察的 HPLC 色谱图

[A：槲皮素(a)对照品 0.010 mg/mL，t_R=7.4 min、异鼠李素(b)对照品 0.005 mg/mL，t_R=14.7 min；B：沙蓬中槲皮素(c)，t_R=7.4 min、沙蓬中异鼠李素(d)，t_R=14.7 min；C：缺沙蓬阴性溶液]

槲皮素进样量在 0.025～0.125 μg 范围内、异鼠李素进样量在 0.0127～0.0635 μg 范围内时分别与各自相应的峰面积具有良好的线性关系，相关性均显著(见表 5-6、图 5-12)。

表 5-6 槲皮素、异鼠李素的线性关系考察结果

	C(μg)	S		C(μg)	S
槲皮素	0.0250	116.6557	异鼠李素	0.0127	55.1644
	0.0500	236.2320		0.0254	113.7129
	0.0750	357.1632		0.0381	172.5205
	0.1000	477.2675		0.0508	231.4676
	0.1250	595.2632		0.0635	289.1808

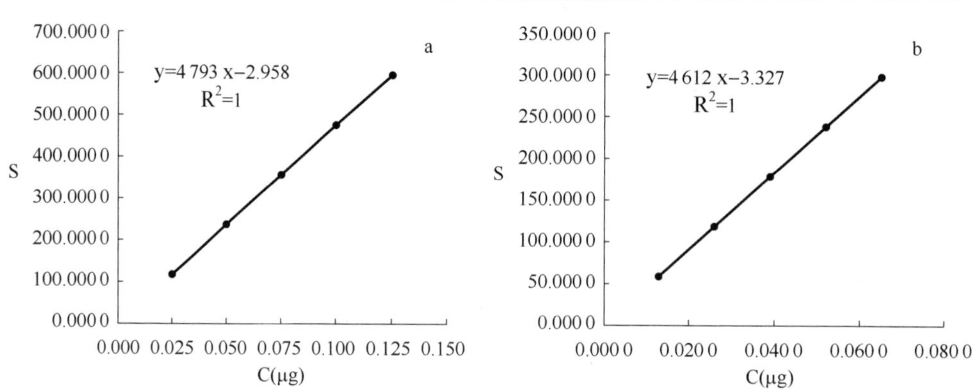

图 5-12 槲皮素对照品(a)和异鼠李素对照品(b)标准曲线

4. 精密度试验

槲皮素、异鼠李素对照品峰面积值的 RSD 分别为 0.24%、0.61%(见表 5-7),表明仪器精密度良好。

表 5-7 精密度试验结果

编号	槲皮素				异鼠李素			
	A	$\bar{x}$	S	RSD(%)	A	$\bar{x}$	S	RSD(%)
1	344.3132	344.5420	0.6203	0.24	119.9149	120.7444	0.7315	0.61
2	345.1725				121.3473			
3	344.0508				120.4144			
4	344.5974				121.5143			
5	345.3430				121.3081			
6	343.7751				119.9672			

5. 稳定性试验

槲皮素、异鼠李素的 RSD 分别为 0.57%和 0.69%(见表 5-8),表明供试品溶液在 10h 内测定稳定性良好。

表 5-8 稳定性试验结果

t(h)	槲皮素				异鼠李素			
	A	$\bar{x}$	S	RSD(%)	A	$\bar{x}$	S	RSD(%)
0	342.1055	342.1824	1.9434	0.57	120.8597	120.6443	0.8377	0.69
2	344.0793				120.2993			
4	340.9832				120.5772			
6	339.9265				119.2250			
8	344.9257				122.0527			
10	341.0744				120.8515			

6. 重复性试验

重复性试验的 RSD 为 0.69%(见表 5-9)。表明该方法具有良好的重复性。

7. 准确度试验

槲皮素、异鼠李素的平均回收率分别为 100.70%、RSD=2.09%;101.86%、RSD=1.29%(见表 5-10)。

表 5 - 9 重复性试验结果

编号	槲皮素		异鼠李素		总含量(%)	均值(%)	$\overline{x}$(%)	S(%)	RSD(%)
	A	%	A	%					
511	344.3132	0.497	119.9149	0.180	0.677	0.678	0.675	0.005	0.69
512	345.1725	0.498	121.3473	0.182	0.680				
513	344.0508	0.496	120.4144	0.181	0.677				
514	344.5974	0.497	121.5143	0.183	0.680				
515	345.3430	0.498	121.3081	0.182	0.680				
516	343.7751	0.496	119.9672	0.180	0.676				
521	342.1055	0.493	120.8597	0.182	0.675	0.674			
522	344.0793	0.496	120.2993	0.181	0.677				
523	340.9832	0.492	120.5772	0.181	0.673				
524	339.9265	0.490	119.2250	0.179	0.669				
525	344.9257	0.497	122.0527	0.183	0.680				
526	341.0744	0.492	120.8515	0.182	0.673				
531	337.5148	0.490	118.5871	0.179	0.669	0.669			
532	337.9246	0.490	118.1767	0.179	0.669				
541	344.7455	0.497	122.0154	0.183	0.681	0.680			
542	344.9877	0.498	121.2222	0.182	0.680				
551	340.4385	0.492	119.8607	0.180	0.672	0.668			
552	339.6751	0.491	119.6547	0.180	0.671				

表 5 - 10 准确度-回收率试验结果

类别	编号	取样量(g)	样品含量(mg)	加入量*(mg)	测得量		回收率		
					(mg)	$\overline{x}$(mg)	(%)	$\overline{x}$(%)	RSD(%)
槲皮素	11	0.1756	0.8671	0.4509	1.3395	1.3394	104.75	100.70	2.09
	12	0.1756	0.8671	0.4509	1.3394				
	21	0.1748	0.8632	0.4509	1.3331	1.3235	102.10		
	22	0.1748	0.8632	0.4509	1.3140				
	31	0.1738	0.8582	0.4509	1.3165	1.3168	101.71		
	32	0.1738	0.8582	0.4509	1.3172				

(续表)

类别	编号	取样量(g)	样品含量(mg)	加入量*(mg)	测得量		回收率		
					(mg)	$\overline{x}$(mg)	(%)	$\overline{x}$(%)	RSD(%)
	41	0.1748	0.8632	0.8517	1.7046	1.0420	100.44		
	42	0.1748	0.8632	0.8517	1.7032				
	51	0.1752	0.8651	0.8517	1.7001	1.0266	97.42		
	52	0.1752	0.8651	0.8517	1.7052				
	61	0.1754	0.8661	0.8517	1.7012	1.0362	99.30		
	62	0.1754	0.8661	0.8517	1.7038				
	71	0.1758	0.8681	1.1523	2.0174	2.0350	101.27		
	72	0.1758	0.8681	1.1523	2.0526				
	81	0.1754	0.8661	1.1523	2.0248	2.0270	100.75		
	82	0.1754	0.8661	1.1523	2.0293				
	91	0.1756	0.8671	1.1523	2.0238	2.0251	100.49		
	92	0.1756	0.8671	1.1523	2.0263				
异鼠李素	11	0.1756	0.3177	0.2235	0.5518	0.5516	104.65	101.86	1.29
	12	0.1756	0.3177	0.2235	0.5513				
	21	0.1748	0.3162	0.2235	0.5519	0.5457	102.69		
	22	0.1748	0.3162	0.2235	0.5396				
	31	0.1738	0.3144	0.2235	0.5432	0.5442	102.83		
	32	0.1738	0.3144	0.2235	0.5453				
	41	0.1748	0.3162	0.3454	0.6616	0.6648	100.91		
	42	0.1748	0.3162	0.3454	0.6680				
	51	0.1752	0.3169	0.3454	0.6679	0.6684	101.73		
	52	0.1752	0.3169	0.3454	0.6688				
	61	0.1754	0.3173	0.3454	0.6648	0.6661	100.96		
	62	0.1754	0.3173	0.3454	0.6673				
	71	0.1758	0.3180	0.4470	0.7590	0.7673	100.49		
	72	0.1758	0.3180	0.4470	0.7755				
	81	0.1754	0.3173	0.4470	0.7711	0.7694	101.13		
	82	0.1754	0.3173	0.4470	0.7677				

（续表）

类别	编号	取样量(g)	样品含量(mg)	加入量*(mg)	测得量		回收率		
					(mg)	$\bar{x}$(mg)	(%)	$\bar{x}$(%)	*RSD*(%)
	91	0.1756	0.3177	0.4470	0.7757	0.7709	101.40		
	92	0.1756	0.3177	0.4470	0.7662				

注：*槲皮素对照品储备液，每1mL含量1.002mg，分别加样0.45mL(0.4509mg)、0.85mL(0.8517mg)、1.15mL(1.1523mg)；异鼠李素对照品储备液，每1mL含量1.016mg。分别加样0.22mL(0.2235mg)、0.34mL(0.3454mg)、0.44mL(0.4470mg)。

8. 耐用性试验

两种色谱柱测定的结果相互间无显著性差异(P＝0.19＞0.10)(见表5－11、5－12)。表明本法具有较好耐用性。

表5－11 不同厂牌同类型色谱柱对含量测定结果影响的考察结果

色谱柱	编号	槲皮素		异鼠李素		总含量		
		A	%	*A*	%	%	$\bar{x}$(%)	*RSD*(%)
安捷伦 Eclipse Plus C18柱 5μm，4.6×150mm	1	344.3132	0.4954	119.9149	0.1800	0.6754	0.677	0.27
	2	345.1725	0.4966	121.3473	0.1821	0.6786		
	3	344.0508	0.4950	120.4144	0.1807	0.6757		
	4	344.5974	0.4958	121.5143	0.1823	0.6781		
	5	345.3430	0.4968	121.3081	0.1820	0.6788		
	6	343.7751	0.4946	119.9672	0.1801	0.6747		
岛津 Shim-pack VP-ODS C18柱 5μm，4.6×250mm	1	314662	0.4919	112101	0.1802	0.6721	0.670	1.76
	2	321515	0.5020	112141	0.1802	0.6823		
	3	309432	0.4841	111383	0.1792	0.6633		
	4	311213	0.4868	113060	0.1815	0.6683		
	5	303036	0.4746	109895	0.1771	0.6517		
	6	323748	0.5053	109945	0.1771	0.6825		

表5－12 方差分析表

差异源	*SS*	*df*	*MS*	*F*	*P*
组 间	1.4149×10^{-2}	1	1.4148×10^{-2}	0.188	0.19
组 内	7.1015×10^{-2}	10	7.1025×10^{-3}		
总 计	8.5174×10^{-2}	11			

9. 样品含量测定

结果见表 5-13。

表 5-13 样品含量测定结果

产地	编号	槲皮素		异鼠李素		总含量(%)	均值(%)	$\overline{x}$(%)	RSD(%)
		A	%	A	%				
X1* 奈曼旗 20120824	111	362.4403	0.305	184.4585	0.160	0.465	0.464	0.462	0.33
	112	361.9947	0.304	182.9079	0.159	0.463			
	121	360.9304	0.304	181.9042	0.158	0.462	0.462		
	122	359.4722	0.302	183.8480	0.160	0.462			
	131	359.3673	0.302	183.4551	0.159	0.462	0.461		
	132	359.8154	0.303	182.4643	0.159	0.461			
X2* 兴安盟 20120817	211	316.5763	0.103	184.1760	0.160	0.263	0.263	0.264	0.29
	212	316.5589	0.103	183.7873	0.160	0.263			
	221	315.8785	0.103	186.0802	0.162	0.265	0.265		
	221	316.4958	0.103	185.5758	0.161	0.264			
	231	316.4603	0.103	185.1435	0.161	0.264	0.264		
	232	317.6861	0.103	184.8298	0.161	0.264			
X3* 锡林郭勒 20120828	311	120.6504	0.103	157.9148	0.138	0.241	0.241	0.241	0.22
	312	120.9107	0.103	158.5948	0.138	0.241			
	321	120.7044	0.103	159.6411	0.139	0.242	0.242		
	322	120.7395	0.103	158.7654	0.138	0.242			
	331	120.7346	0.103	157.8755	0.138	0.241	0.241		
	332	120.8702	0.103	157.9438	0.138	0.241			
X4# 鄂尔多斯 20130831	411	140.0370	0.040	268.6173	0.232	0.272	0.271	0.272	0.21
	412	140.3353	0.040	267.1210	0.231	0.270			
	421	140.6656	0.040	269.1368	0.232	0.272	0.272		
	422	140.6151	0.040	268.9428	0.232	0.272			
	431	140.5080	0.040	268.0169	0.231	0.271	0.272		
	432	140.4763	0.040	268.5529	0.232	0.272			

注：* 取样 0.6g；# 取样 0.6g，水解液取 5ml 稀释至 10ml，槲皮素进样 15μl，异鼠李素进样 5μl。

10. 含量限度的拟定

含量测定结果表明，5 批样品中含槲皮素、异鼠李素的总量在 0.24%～0.68% 之间。综合分析考察测定结果，考虑到本品采集、加工、产地、批次、贮运及季节气候等影响因素，暂定本品中含槲皮素（$C_{15}H_{10}O_7$）、异鼠李素（$C_{16}H_{12}O_7$）的总量不得少于 0.24%。

第二节 沙蓬药品标准(草案)

本品为藜科植物沙蓬 *Agriophyllum squarrosum*（L.）Moq. 的干燥地上部分。夏、秋二季茎叶茂盛、花未开或初开时采割，除去杂质及老茎，晒干，或切段晒干。

性状

本品茎呈圆柱形，直径 1～7 mm，多分枝；表面黄绿色，具条棱，节部稍膨大；质地坚硬，断面髓部为白色。叶无柄，披针形至条形，长 1.3～7 cm，宽 4～10 mm，先端渐尖，有小刺尖，基部渐狭，全缘；表面亦黄绿色，有 3～9 条纵行脉。花序穗状，紧密，宽卵形或椭圆形，无梗；苞片宽卵形，先端急缩具短刺尖，反折。气微味淡。

鉴别

本品粉末黄绿色。可见气孔，不等式或不定式。草酸钙簇晶数量众多，散在或镶嵌于薄壁细胞中。薄壁细胞细长方形。导管为网纹、螺纹、环纹或孔纹。可见细长纤维。

取本品粉末 2 g，加甲醇 20 mL，超声处理 30 min，离心分离，取上清液加盐酸 5 mL，90 ℃水浴水解 1 h，取出，蒸干，残渣加乙酸乙酯 1 mL 使溶解，作为供试品溶液。另取沙蓬对照药材 2 g，同法制成对照药材溶液。照薄层色谱法（《中国药典》2010 年版一部附录Ⅵ B）试验，吸取上述两种溶液各 4 μL，分别点于同一硅胶 G 薄层板上，以环己烷-乙酸乙酯-甲酸（5∶4∶1）为展开剂，展开，取出，晾干，喷以 3% 三氯化铝乙醇溶液，在 105 ℃加热数分钟，置紫外光灯（365 nm）下检视。供试品色谱中，在与对照药材色谱相应的位置上，显相同颜色的荧光斑点。

检查

水分　不得超过 11.0%（《中国药典》2010 年版一部附录Ⅸ H）。

总灰分　不得超过 10.0%（《中国药典》2010 年版一部附录Ⅸ K）。

浸出物

按照醇溶性浸出物测定法（《中国药典》2010 年版一部附录Ⅹ A）项下的热浸

法规定，用70%乙醇作溶剂，不得少于14.0%。

含量测定

按照高效液相色谱法(《中国药典》2010年版一部附录Ⅵ D)测定。

色谱条件与系统适用性试验 以十八烷基硅烷键合硅胶为填充剂；以甲醇-0.4%磷酸溶液(50∶50)为流动相；检测波长为360nm。理论板数按槲皮素峰计算应不低于3000。

对照品溶液的制备 取槲皮素对照品、异鼠李素对照品适量，精密称定，加甲醇分别制成每1mL各含10、5μg的混合溶液，即得。

供试品溶液的制备 取本品粉末(过3号筛)约0.5g，精密称定，置具塞锥形瓶中，精密加入80%甲醇50mL，称定重量，在90℃水浴中加热回流1h，放冷，再称定重量，用80%甲醇补足减失的重量，摇匀，滤过。精密量取续滤液25mL，精密加入盐酸5mL，称定重量，在90℃水浴中加热回流1h，迅速冷却，再称定重量，用80%甲醇补足损失重量，摇匀，滤过，取续滤液2.5mL，加80%甲醇至10mL，摇匀，即得。

测定法 分别精密吸取对照品溶液与供试品溶液各10μL，注入液相色谱仪，测定，即得。

本品按干燥品计算，含槲皮素($C_{15}H_{10}O_7$)、异鼠李素($C_{16}H_{12}O_7$)的总量不得少于0.24%。

性味

苦、涩，糙、平。

功能与主治

祛疫，清热，解毒，利尿。用于疫热增盛，头痛，身目黄疸，口糜，齿龈溃烂，尿道灼痛，肾热。

用法与用量

多配方用。

贮藏

置干燥处。

按照《国家药品标准工作手册》(2013)有关中药材标准研究制定的技术要求，为沙蓬研究建立了包括名称、基原、性状、鉴别、检查、浸出物、含量测定、功能与主治、用法与用量、贮藏等几乎涵盖全项的方法科学、技术先进、实用可行、形式规范的药品标准(草案)。鉴别项下采用了显微特征和薄层色谱(TLC)鉴别法；含量测定项下采用高效液相色谱法(HPLC)同时测定了本品中槲皮素和异鼠李素的含量。方法操作简便，专属性好，重现性佳，结果准确。标准(草案)为综合评价和定性定量控制沙蓬药材的质量，保障用药安全、有效，提供了切实可行的方法与依据。

参考文献

[1] 强永在，巴俊杰，渠弼，等. 蒙药材沙蓬的生药学研究[J]. 时珍国医国药，2009，20(1)：45-46.

[2] 吕铭，董焱，李玉山. 沙蓬的组织构造和显微鉴定[J]. 沈阳药科大学学报，2012，29(9)：724-729.

第六章

沙蓬降血糖有效部位(成分)的筛选确定

糖尿病是一种严重危害人类健康的常见慢性病,预计到2030年,全球糖尿病患者总数将从2011年的3.66亿增至5.52亿,其中2型糖尿病(Type 2 diabetes mellitus, T2DM)患者约占所有糖尿病患者的90%[1,2]。T2DM是一种多系统、复杂的代谢性疾病,是近年来全球范围内最严重的流行疾病之一。T2DM的病理生理特征与胰岛素抵抗和随后的高血糖密切相关[3,4]。众所周知,由于先天和后天因素的改变而产生的低胰岛素水平或产生胰岛素抵抗与T2DM的发生密切相关[5]。肝脏是重要的胰岛素敏感器官,它通过储存和分泌葡萄糖,在维持葡萄糖稳态方面起着关键作用。肝脏胰岛素抵抗最终会导致代谢基因表达异常和糖代谢异常[6]。有研究发现,过度的肝糖异生可能在很大程度上导致了T2DM患者的高血糖。因此,抑制异常肝糖异生是治疗T2DM的一个靶点[7]。目前,治疗T2DM的药物主要有二甲双胍、磺酰脲类,以及噻唑烷二酮类、α葡萄糖苷酶抑制剂、胰高血糖素1和二肽基肽酶4抑制剂等非胰岛素药物来控制糖尿病。其作用机制包括减少肝脏葡萄糖的产生,刺激胰岛素的释放,提高胰岛素敏感性,延缓肠道葡萄糖的吸收,以及调节胰岛素或胰高血糖素的分泌[8]。然而,许多降糖药物长期服用有一定的副作用[9]。

蒙药沙蓬为藜科(Chenopodoaceae)植物沙蓬 *Agriophyllum squarrosum* (L.) Moq. 的干燥地上部分,其中含有黄酮类、生物碱类、甾醇类、三萜、香豆素、脂肪酸、酚苷类、糖类、蛋白质、脂肪等成分[10~14]。沙蓬具有祛疫、清热、解毒、利尿的功效,亦用于治疗消渴[15,16]。但其治疗消渴的有效部位或有效成分尚未明确,其降血糖的作用机制也不清楚。为了充分利用沙蓬资源,开发研制治疗糖尿病的蒙药制剂,采用系统溶剂提取法对沙蓬化学成分进行提取和初步分离,并对各提取部位进行了降血糖作用的药效学考察研究,以筛选明确沙蓬的降血糖的有效部位或有效成分,为进一步研究与开发提供实验依据。

第一节 沙蓬不同提取物对四氧嘧啶所致糖尿病小鼠的影响

一、实验材料

(一) 药物与试剂

1. 药材

沙蓬药材采集于内蒙古自治区通辽市奈曼旗，原药材经内蒙古民族大学蒙医药学院蒙药鉴定学教授包桂花博士鉴定，为藜科植物沙蓬 *Agriophyllum squarrosum* (L.) Moq. 的干燥地上部分。

2. 试剂

盐酸二甲双胍(metformin, ME)(中美上海施贵宝制药有限公司)；四氧嘧啶(Alloxan)(Sigma-Aldrich 公司)；葡萄糖(天津市风船化学试剂科技有限公司)；羧甲基纤维素钠(国药集团化学试剂有限公司)；水合氯醛(西安藻露堂药业集团康复医药有限公司)；无水乙醇(德州市富凯化工有限责任公司)；乙醇、石油醚、乙酸乙酯、正丁醇等均为分析纯。

(二) 实验仪器

Agilent 1260 Infinity 高效液相色谱仪(美国)，Agilent 1260LC 化学工作站；Mettler Toledo NewClassic MS105；UV/VIS T6 型分光光度计(北京新世纪化工生物有限公司)；电子天平[梅特勒-托利多仪器(上海)有限公司]；BT224S 电子天平(德国 Sartorius)；Milli-Q Academic 超纯水系统(法国)；Crest CP 500D 超声波清洗机[克斯特超声波清洗机(上海)有限公司]；BUCHI 旋转蒸发仪(瑞士)；冷冻干燥机(北京博医康技术公司)；DZTW 调温电热套(北京永光明医疗仪器厂)；KQ-100 型超声波清洗器；罗氏血糖仪及血糖试纸(德国罗氏诊断有限公司)。

(三) 实验动物

SPF 级雄性昆明小鼠 100 只，体重 25～28 g，购于北京维通利华试验动物技术有限公司。

二、实验方法

(一) 沙蓬不同提取物的制备

沙蓬干燥全草 5 kg,粉碎后依次用 12、10、10 倍量的体积分数为 70% 乙醇回流提取 3 次(2、2、2 h),合并提取液,回收溶剂后滤过减压浓缩得乙醇总提取物(500 g)(Z)。将乙醇提取物加水热溶后,依次用等体积的石油醚、乙酸乙酯、正丁醇分别萃取三次,收集各萃取液,分别减压浓缩,回收溶剂,得到石油醚萃取物(24 g)(A),乙酸乙酯萃取物(102 g)(B)和正丁醇萃取物(126 g)(C);萃取后水层溶液,减压浓缩,干燥,得水溶物(160 g)(D)(见图 6-1)。

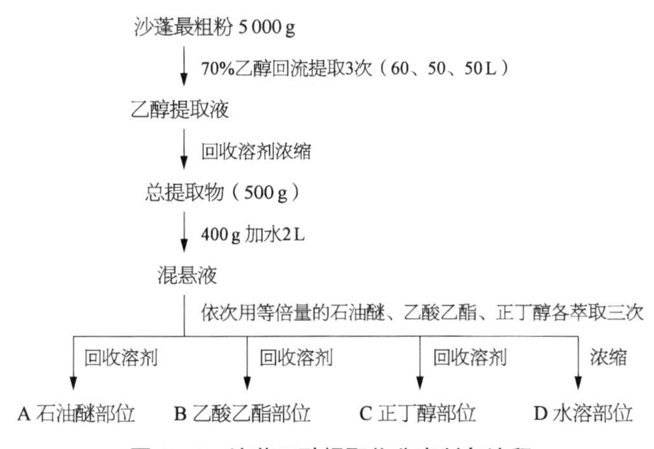

图 6-1 沙蓬乙醇提取物分离制备流程

另取沙蓬 5 kg,粉碎成最粗粉,依次用 12、10、10 倍量的水回流提取 3 次,每次 1.5 h,合并提取液,滤过,滤液减压浓缩,干燥,得沙蓬的水煎提取物(825 g)(E)(见图 6-2)。

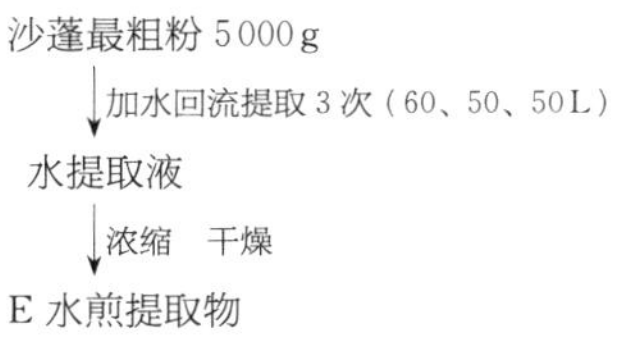

沙蓬最粗粉 5 000 g
↓ 加水回流提取 3 次(60、50、50 L)
水提取液
↓ 浓缩 干燥
E 水煎提取物

图 6-2 沙蓬水煎提取物的制备流程

(二) 分组与给药

将符合成模标准的小鼠随机分为 7 组,分别为模型对照组(MG)、总提取物组(ZG)、乙酸乙酯萃取物组(BG)、正丁醇萃取物组(CG)、水溶物组(DG)、水煎物组(EG)和阳性药二甲双胍(300 mg/kg)组(MET)。正常对照组(NG)、MG 灌胃 0.5% CMC - Na 溶液,ZG、BG、CG、DG 和 EG 分别灌胃相应提取物(均为 1000 mg/kg),每日 1 次(容积均为 20 mL/kg),连续 14 d。

(三) 小鼠糖尿病模型的建立

小鼠 100 只,禁食不禁水 12 h 后,随机抽取 10 只作为正常对照组,尾静脉注射相同容积生理盐水;90 只小鼠尾静脉注射四氧嘧啶 60 mg/kg(溶于 0.9%氯化钠),72 h 后剪断小鼠尾尖,用血糖仪测定空腹血糖,选择血糖值≥11.1 mmoL/L 的小鼠作为糖尿病模型。

(四) 观察指标

1. 空腹血糖

末次给药后用罗氏血糖仪测定禁食 12 h 空腹血糖。

2. 葡萄糖耐量

末次给药后用血糖仪测定葡萄糖耐量:即所有小鼠禁食不禁水,更换垫料,12 h 后灌胃 20%的葡萄糖溶液后 0.5、2 h 血糖值,进行数据统计分析计算糖耐量曲线下面积(area under the curve, *AUC*)。

(五) 统计学分析

采用 SPSS17.0 版软件对数据进行分析,分析方法为单因素方差分析,实验数据以 $\bar{x} \pm s$ 表示,以 $P<0.05$ 为差异具有统计学意义。

三、结果

(一) 不同沙蓬提取物对四氧嘧啶糖尿病小鼠血糖的影响

沙蓬不同提取物干预 14 d 后,与 NG 比较,MG 空腹血糖值显著升高($P<0.01$)。与 MG 比较,各给药组在给药 14 d 后血糖值均有下降,其中 MET、ZG 和 DG 的空腹血糖值显著降低($P<0.01$ 或 $P<0.05$),BG、CG 和 EG 与 MG 相比虽有降糖趋势,但未见显著性差异($P>0.05$)(见表 6 - 1)。

表 6-1 沙蓬提取物对四氧嘧啶糖尿病小鼠空腹血糖的影响($\bar{x}\pm s$)

组别	剂量(mg/kg)	动物数(只)	血糖值(mmol/L)	
			实验给药前	实验给药后 14 d
NG	—	9	3.4±0.9	4.5±0.8
MG	—	9	22.2±5.9**	28.2±5.0**
MET	300	8	22.1±5.9**	18.8±3.7##
ZG	1000	10	22.1±4.2**	20.7±6.6#
BG	1000	9	21.9±5.5**	23.2±8.9
CG	1000	8	22.1±5.7**	22.5±5.8
DG	1000	10	22.1±5.5**	18.1±7.6##
EG	1000	10	22.1±4.3**	22.0±7.6

注：与 NG 比较：** $P<0.01$;与 MG 比较：## $P<0.01$,# $P<0.05$

(二) 不同沙蓬提取物对四氧嘧啶糖尿病小鼠葡萄糖耐量的影响

沙蓬不同提取物给药 14 d 后 *AUC* 结果显示，MG 的 *AUC* 明显大于 NG($P<0.01$)。与 MG 相比，MET、ZG、DG 和 BG 的 *AUC* 可见显著减小($P<0.01$ 或 $P<0.05$)(见表 6-2)。

表 6-2 沙蓬提取物对四氧嘧啶糖尿病小鼠 *AUC* 的影响($\bar{x}\pm s$)

组别	剂量(mg/kg)	动物数(只)	*AUC*
NG	—	9	14.0±3.3
MG	—	9	57.3±5.1**
MET	300	8	40.9±8.8##
ZG	1000	10	45.9±11.9#
BG	1000	9	44.5±11.0#
CG	1000	8	46.7±14.7
DG	1000	10	46.4±10.8#
EG	1000	10	49.5±8.5

注：与 NG 比较：** $P<0.01$;与 MG 比较：## $P<0.01$,# $P<0.05$

四、分析与讨论

四氧嘧啶对胰岛β细胞有特异性毒性作用，从而引起动物糖尿病的发生，是药理学研究糖尿病动物模型较广泛的方法。其作用机制是选择性损伤胰腺β细胞，引起细胞坏死，β细胞合成前胰岛素减少，导致血液中胰岛素不同程度下降伴随血糖升高，形成胰岛素依赖型糖尿病[17,18]。

为深入研究沙蓬降血糖有效部位，本实验以不同极性溶剂依次对沙蓬乙醇总提取物(Z)进行萃取，得到石油醚萃取物(A)、乙酸乙酯萃取物(B)、正丁醇萃取物(C)和乙醇提取的水溶部分(D)以及用水煎制得水煎物(E)。建立四氧嘧啶致小鼠糖尿病模型，对沙蓬各提取部位进行降血糖部位筛选。研究结果表明，沙蓬的Z和D均能不同程度降低四氧嘧啶糖尿病模型小鼠的空腹血糖，显示出较强的降糖活性，而B、C和E虽有降糖趋势，但与MG比较未见显著性差异，提示这三个部位提取物对血糖无显著影响。小鼠*AUC*结果表明，Z、D和B连续给药14d后，对糖尿病小鼠葡萄糖耐受有较好的调节作用，提示可能对糖尿病模型小鼠的胰岛细胞功能恢复有促进作用。

沙蓬的Z及D对四氧嘧啶所致糖尿病模型小鼠具有明显降血糖作用，并能够明显改善糖耐量。结果表明，沙蓬70%乙醇提取物具有降血糖活性，其活性部位为系统有机溶剂萃取后的水层D。系统有机溶剂萃取后的水层含糖、蛋白质等，糖以单糖及低聚糖为主。

综上所述，沙蓬Z和D持续给药14d后对四氧嘧啶所致的糖尿病有较好的降糖效果，尤以D部位疗效较佳。沙蓬Z和D降血糖机制可能是促进胰岛细胞功能的恢复或降低机体对胰岛素的拮抗性，其确切机制尚待进一步探讨。

第二节 沙蓬不同提取物对链脲佐菌素诱导糖尿病大鼠的影响

一、实验材料

(一) 药物与试剂

1. 药物

D(乙醇提取水溶物)、Z(乙醇提取物)、C_1(正丁醇萃取物)、C_2(乙酸乙酯萃取物)由内蒙古民族大学蒙医药学院提供。药物性状：D 和 Z 药为褐色(咖啡色)液体,茶叶香味,C_1、C_2 药为乳白色粉末,无味。原药材临床用法与用量：每日取 65 g,水煎,煎液分 2～3 次口服。

2. 对照药物

盐酸二甲双胍 本品为白色片剂,无味。购自天津亚宝药业科技有限公司。

格列本脲 本品为白色片剂,无味。购自天津太平洋制药有限公司。

3. 试剂

链脲佐菌素(Streptozocin, STZ)：Sigma-Aldrich Co. LLC(西格玛奥德里奇)公司,CAS 登记号：18883 - 66 - 4;羧甲基纤维素钠(国药集团化学试剂有限公司);水合氯醛(西安藻露堂药业集团康复医药有限公司);无水酒精(德州市富凯化工有限责任公司);磷酸盐缓冲液粉末(北京雅安达生物技术有限公司);纯净水由超纯水系统所制。

(二) 实验动物

雄性,100 只 SPF(specific pathogen free)级 SD 大鼠,体重 200～230 g;购自北京华阜康生物科技股份有限公司;

大鼠饲料购自中国人民解放军军事医学科学院;高脂饲料由北京华阜康生物科技股份有限公司提供。

二、实验方法

(一) 剂量与给药途径设计

1. 受试药物 D 药

每毫升中含 7 g 生药,成人用量为 0.155 mL/kg(成人体重按 60 kg 计算)。大鼠与人的等效剂量比为 6.3∶1,故大鼠治疗的等效剂量为 0.98 mL/kg。大鼠实验时采用剂量为 0.97 mL/kg,相当于人临床用量。给药途径为口服(灌胃),药物稀释成使给药容量为 5 mL/kg,每日一次,均为上午 8:00～10:00 给药。

2. 受试药物 Z 药

每毫升中含 3.5 g 生药,成人用量为 0.31 mL/kg。大鼠与人的等效剂量比为 6.3∶1,故大鼠治疗的等效剂量为 1.95 mL/kg。大鼠实验时采用剂量为 1.95 mL/kg,相当于人临床用量。给药途径为口服(灌胃),药物稀释成使给药容量为 5 mL/kg,每日一次,均为上午 8:00～10:00 给药。

3. 受试药物 C_1 药

每克药粉中含 15.2g 生药，成人用量为 0.0713g/kg(成人体重按 60kg 计算)。大鼠与人的等效剂量比为 6.3∶1，故大鼠治疗的等效剂量为 449 mg/kg。大鼠实验时采用剂量为 450 mg/kg，相当于人临床用量。给药途径为口服(灌胃)，给药容量为 5 mL/kg，每日一次，均为上午 8:00～10:00 给药。

4. 受试药物 C_2 药

每克药粉中含 10.5g 生药，成人用量为 0.103g/kg(成人体重按 60kg 计算)。大鼠与人的等效剂量比为 6.3∶1，故大鼠治疗的等效剂量为 0.65g/kg。大鼠实验时采用剂量为 650 mg/kg，相当于人临床用量。给药途径为口服(灌胃)，给药容量为 5 mL/kg，每日一次，均为上午 8:00～10:00 给药。

5. 阳性对照药物

二甲双胍(MET)　白色片剂，规格：0.5g/片，成人每次 0.5g，每日 2 次，或 0.85g，每日 1 次。成人日用剂量为 1.0g(0.85g)，即 0.016(0.014)g/kg；大鼠给药剂量为 0.105(0.089)g/kg(为人用量 6.3 倍，相当于人等效量)，因此大鼠按 100 mg/kg 剂量灌胃，给药容积为 5 mL/kg。

格列本脲(glibenclamide, GLB)　白色片剂，规格：2.5 mg/片，口服一般用量为每日 5～10 mg，最大用量每日不超过 15 mg。成人日用剂量按 12 mg，即 0.2 mg/kg；大鼠给药剂量为 1.2 mg/kg(为人用量 6.3 倍，相当于人等效量)，因此大鼠按 1.2 mg/kg 剂量灌胃，给药容积为 5 mL/kg。

6. 溶液的配制

0.1 moL/L 柠檬酸-柠檬酸钠溶液(pH=4.2)　用 0.1 moL/L 柠檬酸溶液 123 mL 与 0.1 moL/L 柠檬酸钠溶液 77 mL 混合均匀即可。

糖尿病模型诱导剂(1% 链脲佐菌素-柠檬酸-柠檬酸钠溶液)　用浓度为 0.1 moL/L、PH=2 柠檬酸-柠檬酸钠溶液 50 mL 溶解冷冻保存的链脲佐菌素 0.5g，得到 1%STZ-柠檬酸-柠檬酸钠溶液，即糖尿病模型诱导剂(此实验过程在冰浴中进行，溶液即用即配)。

PBS 缓冲液　将 PBS 粉剂(规格 2000 mL/包)1 包加入双蒸水中定容至 2000 mL。

(二) 分组与给药

将血糖值太高和太低的成模大鼠剔除，选取状态好的 60 只成模大鼠，将其随机分为 CG、MG、MET 组[100 mg/(kg·d)]、GLB 组[1.2 mg/(kg·d)]、Z 组[1.95 mL/(kg·d)]、D 组[0.97 mL/(kg·d)]、C_1 组[450 mg/(kg·d)]、C_2 组[650 mg/(kg·d)]，每组 10 只，各用药组均灌胃给药，CG 与 MG 灌等量的生理盐

水,每日1次,连续6周。

(三) 大鼠糖尿病模型的制备

100只清洁级雄性SD大鼠适应性喂养1周后随机分为两组:正常对照组(CG)10只,模型组(MG)90只,CG给予普通饲料喂养、MG高脂饲料(在普通饲料中添加10%的蔗糖、15%的熟猪油和2%的胆固醇,总热能为19.31kJ/g)喂养,所有大鼠自由饮水、进食。高脂饲料喂养3周后,禁食不禁水16h,造模组尾静脉注射STZ(用pH4.5的0.1moL/L无菌柠檬酸-柠檬酸钠溶液配成15%浓度)30mg/kg,按每100g体重0.2mL尾静脉注射。STZ注射72h后,所有大鼠禁食不禁水12h后,取尾静脉血测空腹血糖(Fasting blood glucose, FBG)≥7.8mmoL/L或检测随机血糖(非禁食上午8:00),连续三次随机血糖值≥11.1moL/L即为造模成功标准。

(四) 观察及检测指标

1. 各组大鼠一般状态

给药期间每日观察各组大鼠精神状态、活动、毛色、饮食、饮水、体重及大小便等有无改变。

2. 各组大鼠血糖动态变化测定

由于大鼠空腹血糖不稳定,所以分别于给药第0、2、4、6周测定随机血糖(上午给药后30min)。

3. 糖耐量测定

分别于第一次给药和给药6周(处死之前)后,测定灌胃葡萄糖耐量(oral glucase tolerance test, OGTT),即前一日晚上断食不断水,更换垫料,断食16h后,固定待测大鼠,采血针刺破尾端静脉取血一滴,用罗氏血糖仪检测零点血糖值,灌胃葡萄糖(2.5g/kg)后60、120min血糖值(各时间点检测时重新刺破采血)。

(五) 统计分析方法

实验数据以均数±标准差($\overline{x} \pm s$)表示,用SPSS17.0版软件对数据进行分析,分析方法为单因素方差分析,以$P<0.05$为差异具有统计学意义。

三、结果

(一) 各组大鼠一般状态

CG大鼠活动自如,反应机敏,毛色白而有光泽,大便成形,色泽正常;糖尿病大鼠

(MG)活动自如,但反应迟钝,毛色发黄无光泽,消瘦,出现明显的多饮、多食、多尿和体重减少的"三多一少"症状,随着时间推移,症状更明显,有些大鼠大便稀臭,色泽黑;各用药组大鼠症状有一定程度改善,特别是MET组改善明显,其次是D组和GLB组,但改善并不特别明显。药物对糖尿病大鼠体重、进食量和饮水量影响不明显。

(二) 各组大鼠随机血糖动态观察

给药前所有糖尿病大鼠随机血糖均明显高于CG,给药期间CG鼠随机血糖比较平稳,无变化;给药6周期间,糖尿病MG大鼠随机血糖始终在高水平上,无明显变化;各药物干预组大鼠血糖值在给药2周时变化不明显,只有MET组有一定降低作用,但与MG比较无统计学差异;给药4周时,MET组和Z组随机血糖值低于MG($P<0.05$),其余各组血糖值与MG无差异($P>0.05$);给药6周时,MET组随机血糖值明显低于MG($P<0.01$),GLB组和D组随机血糖值低于MG($P<0.05$),其余各组血糖值与模型组无差异($P>0.05$)(见表6-3)。

表6-3 各提取物对糖尿病大鼠随机血糖的影响($\bar{x}\pm s$, $n=10$) mmoL/L

组别	给药前	第2周	第4周	第6周
CG	4.87±0.32	4.96±0.41	4.92±0.46	5.05±0.59
MG	23.05±4.68$^{\triangle\triangle}$	21.46±3.87$^{\triangle\triangle}$	23.10±3.73$^{\triangle\triangle}$	21.58±3.61$^{\triangle\triangle}$
GLB	23.95±3.55$^{\triangle\triangle}$	21.47±5.03$^{\triangle\triangle}$	23.70±3.85$^{\triangle\triangle}$	19.40±4.83$^{\triangle\triangle *}$
MET	23.08±4.84$^{\triangle\triangle}$	19.23±6.06$^{\triangle\triangle}$	19.60±5.92$^{\triangle\triangle *}$	17.10±5.90$^{\triangle\triangle **}$
Z	23.68±2.92$^{\triangle\triangle}$	22.49±4.79$^{\triangle\triangle}$	19.00±5.77$^{\triangle\triangle *}$	20.30±5.21$^{\triangle\triangle}$
D	23.88±3.28$^{\triangle\triangle}$	23.51±5.14$^{\triangle\triangle}$	21.10±5.43$^{\triangle\triangle}$	18.30±5.09$^{\triangle\triangle *}$
C_1	23.30±4.60$^{\triangle\triangle}$	22.22±5.88$^{\triangle\triangle}$	23.10±5.92$^{\triangle\triangle}$	22.50±4.37$^{\triangle\triangle}$
C_2	23.68±3.16$^{\triangle\triangle}$	20.18±4.88$^{\triangle\triangle}$	22.82±5.38$^{\triangle\triangle}$	20.52±5.68$^{\triangle\triangle}$

注:与CG比较,$^{\triangle}P<0.05$,$^{\triangle\triangle}P<0.01$;与MG比较,$^{*}P<0.05$,$^{**}P<0.01$

(三) 各组大鼠糖耐量

表6-4为第一次给药进行的葡萄糖耐量实验结果,在禁食16 h后进行灌胃给药,给药后30 min进行糖负荷。结果与MG比较,各药物对葡萄糖负荷后的血糖升高均有不同程度的降低。但在糖负荷60 min各给药组血糖值与MG比较无差异($P>0.05$);在糖负荷120 min,各给药组血糖值均低于MG,以MET组最明显($P<0.01$),其次是D组和Z组,GLB组、C_1组和C_2组也有降低作用,与MG比较无统计学差异($P>0.05$)。

表 6-4 各药第一次给药糖耐量结果($\bar{x}\pm s$, $n=10$) mmoL/L

组别	0 min	60 min	120 min
CG	3.94±0.36	6.46±0.43	5.88±0.51
MG	10.42±3.93△△	24.13±3.91△△	20.17±4.37△△
GLB	10.48±5.25△△	22.25±5.55△△	18.08±7.57△△
MET	10.33±3.14△△	22.71±4.65△△	15.27±3.95△△**
D	10.19±4.23△△	22.01±4.57△△	17.05±4.85△△*
Z	10.54±5.04△△	23.60±4.52△△	17.42±5.14△△*
C_1	10.99±5.34△△	24.36±5.19△△	18.39±7.51△△
C_2	11.38±5.76△△	22.55±5.39△△	17.84±5.75△△

注：与 CG 比较，△△ $P<0.01$；与 MG 比较，* $P<0.05$，** $P<0.01$

表 6-5 为给药 6 周末各组大鼠口服糖耐量结果，给药前空腹血糖值各给药组均低于 MG，但只有 MET 组有统计学意义($P<0.05$)，其余无差异($P>0.05$)；在糖负荷 60 min 各组血糖值无明显差异；在糖负荷 120 min 各组血糖值均低于 MG，以 MET 组血糖降低幅度最大($P<0.01$)，其次是 GLB 组、D 组和 Z 组($P<0.05$)，其余药物血糖值虽低于 MG，但与 MG 比较无明显差异($P>0.05$)。各组糖负荷后各点血糖值变化趋势与第一次给药后糖耐量结果基本一致。

表 6-5 给药 6 周糖耐量结果($\bar{x}\pm s$, $n=10$) mmoL/L

组别	0 min	60 min	120 min
CG	4.47±0.45	6.57±0.52	5.73±0.54
MG	11.60±2.76△△	23.10±3.14△△	18.37±5.75△△
GLB	10.40±2.22△△	21.90±4.86△△	15.50±4.91△△*
MET	9.83±1.06△△*	18.62±3.62△△**	13.96±3.46△△**
D	10.70±2.76△△	21.60±4.26△△	15.50±4.09△△*
Z	10.10±2.09△△	20.50±4.26△△*	15.00±4.58△△*
C_1	10.04±3.82△△	23.45±4.96△△	18.50±4.61△△
C_2	10.03±2.71△△	20.50±3.75△△	16.41±6.44△△

注：与 CG 比较，△△ $P<0.01$；与 MG 比较，* $P<0.05$，** $P<0.01$

四、分析与讨论

本实验以 D、Z、C_1、C_2（相当临床人用量）剂量干预链脲佐菌素致糖尿病大鼠，选用 10 只大鼠作为 CG，同时设 GLB 和 MET 为阳性对照药。均为灌胃给药，每日 1 次，连续 6 周，以随机血糖和糖耐量为观察指标。结果显示：D 组对链脲佐菌素糖尿病大鼠随机血糖在 4 周有降低趋势，到 6 周明显降低（$P<0.05$），与 GLB 相近，但弱于 MET，而 MG 大鼠各时间点随机血糖值无变化；D 对糖负荷后血糖的升高有抑制作用，以 120 min 作用更明显（$P<0.05$），给药 6 周结果好于第一次给药，优于 GLB，但弱于 MET。

Z 组在给药 4 周随机血糖低于 MG（$P<0.05$），但 6 周血糖值与 MG 无差异（$P>0.05$）；Z 对糖负荷后 120 min 血糖的升高有一定抑制作用（$P<0.05$），第一次给药与给药 6 周结果一致，优于 GLB，但弱于 MET。

C_1 组和 C_2 组在给药 6 周期间随机血糖和糖耐量基本无变化，与 MG 比较无差异（$P>0.05$），C_2 组糖耐量 120 min 血糖值有降低趋势，但与 MG 比较无统计学差异（$P>0.05$）。

综合上述实验结果分析，认为 D 对链脲佐菌素诱导的糖尿病大鼠有一定降低随机血糖和改善糖耐量作用；Z 对链脲佐菌素诱导的糖尿病大鼠随机血糖有一定降低作用，但不稳定，对糖耐量有一定改善作用；C1 和 C2 对链脲佐菌素诱导的糖尿病大鼠血糖和糖耐量无明显影响。

五、结论

沙蓬的乙醇提取物的水溶层（D）对四氧嘧啶诱导的糖尿病模型小鼠和链脲佐菌素诱导的糖尿病大鼠具有明显降血糖作用，并能够明显改善糖耐量；沙蓬的乙醇总提取物（Z）对两种糖尿病模型鼠具有一定的降低随机血糖和改善糖耐量作用，但不稳定；沙蓬其他萃取层对两种糖尿病模型鼠的血糖和糖耐量无明显影响。沙蓬 70％乙醇提取物具有降血糖活性，其活性部位为系统有机溶剂萃取后的水层 D。上述系统有机溶剂萃取后的水层含糖、蛋白质等，糖以单糖及低聚糖为主。

参考文献

[1] Hsu FL, Huang CF, Chen YW, et al. Antidiabetic effects of pterosin A, a small-molecular-

weight natural product, on diabetic mouse models [J]. Diabetes, 2013,62(2): 628 - 638.

[2] Xiao Y, Chen L, Fan Y, et al. The effect of boletus polysaccharides on diabetic hepatopathy in rats [J]. Chem Biol Interact, 2019,308: 61 - 69.

[3] Li X, Zhen M, Zhou C, et al. Gadofullerene Nanoparticles Reverse Dysfunctions of Pancreas and Improve Hepatic Insulin Resistance for Type 2 Diabetes Mellitus Treatment [J]. ACS Nano, 2019,13(8): 8597 - 8608.

[4] Yaoxiang S, Hui S, Siqi Y, et al. Human Mesenchymal Stem Cell Derived Exosomes Alleviate Type 2 Diabetes Mellitus through Reversing Peripheral Insulin Resistance and Relieving β-Cell Destruction [J]. ACS Nano, 2018,12(8): 7613 - 7628.

[5] Alam MB, An H, Ra JS, et al. Gossypol from Cottonseeds Ameliorates Glucose Uptake by Mimicking Insulin Signaling and Improves Glucose Homeostasis in Mice with Streptozotocin-Induced Diabetes [J]. Oxid Med Cell Longev, 2018,2018: 1 - 11.

[6] Wang L, Zhang N, Pan HP, et al. MiR - 499 - 5p Contributes to Hepatic Insulin Resistance by Suppressing PTEN [J]. Cell Physiol & Biochem, 2015,36(6): 2357 - 2365.

[7] Zheng T, Hao X, Wang Q, et al. Entada phAOSoloides extract suppresses hepatic gluconeogenesis via activation of the AMPK signaling pathway [J]. J Ethnopharmacol, 2016,193: 691 - 699.

[8] Inzucchi SE, Bergenstal RM, Buse JB, et al. Management of hyperglycaemia in type 2 diabetes: a patient-centered approach. Position statement of the American Diabetes Association (ADA) and the European Association for the Study of Diabetes (EASD) [J]. Diabetologia, 2012,55: 1577 - 1596.

[9] Echouffo-Tcheugui JB, Garg R. Management of Hyperglycemia and Diabetes in the Emergency Department [J]. Curr Diab Rep, 2017,17(8): 56.

[10] 龚邦,战凯璇,周雨华,等. 沙蓬地上部分化学成分的分离与鉴定(Ⅰ)[J]. 中国现代中药, 2012,14(10): 7 - 11.

[11] 周雨华,战凯璇,龚邦,等. 沙蓬化学成分的分离与鉴定(Ⅱ)[J]. 沈阳药科大学学报,2012, 29(10): 753 - 757.

[12] 李宝媛,战凯旋,周雨华,等. 沙蓬黄酮类和香豆素类化学成分的分离与鉴定[J]. 沈阳药科大学学报,2012,29(12): 923 - 926.

[13] 靳阳,李英华,回业乾,等. 沙蓬降糖总黄酮有效部位的化学成分[J]. 沈阳药科大学学报, 2015,32(7): 519 - 522.

[14] 嘎鲁,爱军. 苯酚-硫酸显色法测定蒙药沙蓬中的多糖含量[J]. 中国民族医药杂志,2010,16(11): 59 - 61.

[15] 占布拉道尔吉. 无误医药鉴(蒙古文版)[M]. 呼和浩特: 内蒙古人民出版社,1988: 144.

[16] 国家中医药管理局《中华本草》编写委员会. 中华本草: 蒙药卷[M]. 上海: 上海科学技术出版社,2004: 236 - 237.

[17] 王建华,卢立军,曹文斌,等. 四氧嘧啶糖尿病小鼠模型的制备及影响因素[J]. 军事医学科学院院刊,2005(6): 535 - 537+542.

[18] 李丽,罗泽萍,周焕第,等. 瑶药地菍不同提取部位的降血糖活性研究[J]. 中成药,2014,36(5): 1065 - 1068.

第七章

沙蓬降血糖成分的制备

通过沙蓬不同提取物对两种糖尿病模型大鼠的影响，发现沙蓬降血糖的主要作用成分为沙蓬乙醇提取物水溶层中的低聚糖。根据文献可知[1]，低聚糖又称为寡糖，是由 2～9 个单糖通过糖苷键聚合而成的糖。具有增强免疫力、降血糖、抗氧化、抗肿瘤、保护肝脏、降低血清胆固醇、抗感染等作用。还具有低热量、高稳定性、安全无毒等良好特性，故有一定的研究开发价值。然而寡糖分子含有大量羟基，化学结构式相似，且自身存在多分支、多种连接方式、衍生化等复杂特点，使得寡糖混合物分离纯化成为一大难点。因此本实验进行了沙蓬低聚糖的提取纯化研究，为寻求新型有效、高效快速的提取纯化沙蓬低聚糖方法奠定基础。

第一节　乙醇提取工艺优化

一、实验材料

(一) 药物与试剂

芦丁对照品(供含量测定用)、无水葡萄糖对照品(含量测定用，纯度 99.5%)、槲皮素对照品(含量测定用，纯度 96.5%)、异鼠李素对照品(供含量测定用，纯度 99.0%)由中国食品药品检定研究院提供；牛血清白蛋白(北京索莱宝科技有限公司)；所用试剂亚硝酸钠、硝酸铝、氢氧化钠、苯酚、3,5 -二硝基水杨酸、酒石酸钾钠、考马斯亮蓝 G - 250、活性炭粉均为分析纯。

(二) 实验仪器

Agilent 1260 Infinity 高效液相色谱仪(美国)，Agilent 1260LC 化学工作站；

Mettler Toledo NewClassic MS105 UV/VIS T6 型分光光度计(北京新世纪化工生物有限公司);电子天平 d=0.01mg[梅特勒-托利多仪器(上海)有限公司];Milli-Q Academic 超纯水系统(法国);KQ－100 型超声波清洗器(超声频率 40 kHz,功率 100 W,江苏省常州金坛精达仪器制造有限公司);DZ5－2 自动平衡离心机(北京医用离心机厂);HZS－H 水浴恒温振荡器(江苏省常州金坛精达仪器制造有限公司);旋转蒸发器(瑞士);Labconco Free Zone 6L 真空冷冻干燥机(美国 Labconco 公司)。

二、实验方法

(一) 因素水平表的设计

沙蓬低聚糖采用乙醇热回流法提取,乙醇浓度、乙醇用量、提取次数及提取时间是影响提取效果的主要因素。因此,我们为上述因素各取 3 个水平,选用 $L_9(3^4)$ 正交表设计试验,以低聚糖的提取量(总糖)为评价指标,兼顾总黄酮浸出量,以及总浸出物,研究筛选最佳工艺条件(见表 7－1)。

表 7－1　乙醇回流提取工艺正交试验因素水平表

水平	因素			
	A 乙醇浓度 (%)	B 乙醇用量 (倍)	C 提取次数 (次)	D 提取时间 (h)
1	60	8、6、6	1	1.0
2	70	10、8、8	2	1.5
3	80	12、10、10	3	2.0

(二) 供试品溶液的制备

根据正交试验设计要求,精密称取沙蓬粗粉 25 g,置 500 mL 圆底烧瓶中,加 A 浓度乙醇 B 倍量,电热套加热提取 C 次,每次回流 Dh,抽滤,合并滤液于 1 000 mL 量瓶中,加 A 浓度乙醇至刻度,摇匀,即得(每 1 mL 相当于原药材 0.025 g)。

(三) 低聚糖含量的测定

低聚糖即总糖含量的测定采用苯酚-硫酸分光光度法[2]。

1. 对照品溶液的制备

精密称取经 105℃ 干燥至恒重的无水葡萄糖对照品 25 mg,精密称定,置

100 mL 量瓶中，加水溶解并稀释至刻度，摇匀，准确吸取 5 mL，置 10 mL 量瓶中，加水稀释至刻度，摇匀，即得。

2. 标准曲线的制备

精密量取对照品溶液 0.1 mL、0.2 mL、0.3 mL、0.4 mL、0.5 mL、0.6 mL，分别置于 5 mL 具塞刻度试管中，各加水至 1.0 mL，摇匀。分别加 5%苯酚溶液 0.5 mL，混匀，迅速加入硫酸 3.5 mL，摇匀，于 40℃水浴中保温 30 min，取出，置冰水浴中冷却 5 min，取出，以相应试剂为空白，照紫外-可见分光光度法(附录Ⅴ A)，在 490 nm 波长处测定吸光度，以吸光度为纵坐标，浓度为横坐标，绘制标准曲线。

3. 样品测定

精密量取供试液 0.6 mL，置 5 mL 量瓶中，加水稀释至刻度，摇匀，精密量取 1 mL，置 5 mL 具塞刻度试管中，照标准曲线的制备项下的方法，自“加 5%苯酚溶液 0.5 mL”起，依法测定吸光度，并计算含量。

(四) 总黄酮含量的测定

总黄酮的含量测定采用 $NaNO_2-Al(NO_3)_3-NaOH$ 比色法[2]。

1. 对照品溶液的制备

取芦丁对照品，精密称定为 10.4 mg，置 50 mL 量瓶中，加乙醇适量，置水浴上微热使溶解，放冷，加乙醇至刻度，摇匀，即得(每 1 mL 中含芦丁 0.208 mg)。

2. 标准曲线的绘制

精密量取对照品溶液 1 mL、2 mL、3 mL、4 mL、5 mL 与 6 mL，分别置 25 mL 量瓶中，各加水至 6.0 mL，加 5%亚硝酸钠溶液 1 mL，混匀，放置 6 min，加 10%硝酸铝溶液 1 mL，摇匀，放置 6 min，加氢氧化钠试液 10 mL，再加水至刻度，摇匀，放置 15 min，以相应的试剂为空白，照紫外-可见分光光度法(《中国药典》2010 年版一部附录Ⅴ A)，在 500 nm 波长处测定吸光度，并以吸光度为纵坐标，浓度为横坐标，绘制标准曲线。

3. 样品测定

准确量取供试品溶液 4 mL，置 25 mL 量瓶中，照标准曲线制备项下的方法，自“各加水至 6 mL”起同法操作，以未加氢氧化钠试液的供试品溶液为空白对照，测定吸收度，并按标准曲线法计算含量，即得。

(五) 总浸出物的测定[2]

分别准确吸取供试溶液 40 mL，按照《中国药典》(2010 年版一部附录Ⅹ A)浸出物测定方法操作并计算，即得。

三、结果

（一）低聚糖标准曲线的绘制

标准曲线回归方程：$y=0.0113x-0.1097$，$r=0.9994$。线性范围 12.5～75.0 μg/mL(见表 7-2、图 7-1)。

表 7-2　不同浓度葡萄糖对照品的吸光度

浓度(μg/mL)	12.5	25.0	37.5	50.0	62.5	75.0
吸光度	0.04	0.17	0.31	0.46	0.60	0.74

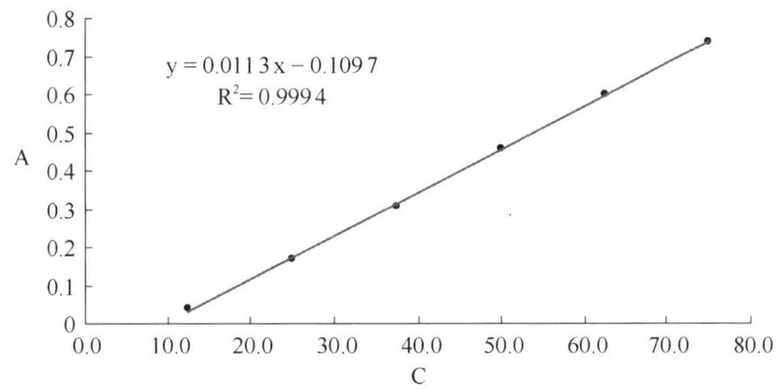

图 7-1　葡萄糖对照品的标准曲线

（二）总黄酮标准曲线的绘制

得标准曲线回归方程：$y=0.4679x-0.0045$，$r=0.9998$。线性范围 0.208～1.248 mg/mL(见表 7-3、图 7-2)。

表 7-3　不同浓度芦丁对照品的吸光度

浓度(mg/mL)	0.21	0.42	0.62	0.83	1.04	1.25
吸光度	0.10	0.19	0.29	0.39	0.49	0.58

（三）样品测定

结果见表 7-4。

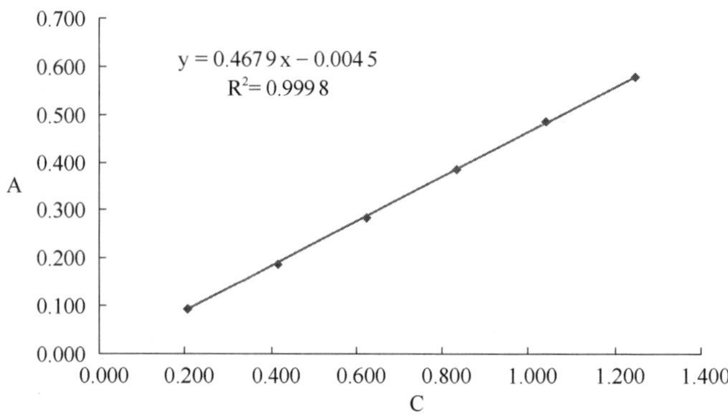

图 7-2　芦丁对照品的标准曲线图

表 7-4　乙醇回流提取工艺正交试验设计及结果计算表

编号	乙醇浓度(%)	乙醇用量(倍)	提取次数(次)	提取时间(h)	评价指标			
					X 低聚糖(%)	***Y*** 总黄酮(%)	***Z*** 浸出物(%)	综合得分*
1	1	1	1	1	1.11	0.540	12.53	0.484
2	1	2	2	2	1.51	0.711	19.10	0.673
3	1	3	3	3	1.58	0.909	21.68	0.752
4	2	1	2	3	1.89	0.747	17.37	0.755
5	2	2	3	1	2.51	1.044	19.87	0.983
6	2	3	1	2	1.50	0.720	13.85	0.624
7	3	1	3	2	1.90	0.927	17.94	0.797
8	3	2	1	3	1.68	0.603	12.32	0.631
9	3	3	2	1	1.74	1.004	16.24	0.758
*K*1	2.037	1.910	1.740	2.226			G=6.459	
*K*2	2.287	2.363	2.187	2.095			CT=4.635	
*K*3	2.134	2.186	2.533	2.138				
SSj	13.9365	14.0090	14.2207	13.9135				

注：回流提取工艺正交试验三个评价指标，采用综合评分进行数据分析。低聚糖、总黄酮与浸出物的权重系数依次为 0.6、0.2、0.2。* 综合得分=x_i/x_{max}×0.8+y_i/y_{max}×0.2+z_i/z_{max}×0.2

(四) 实验数据统计分析

对正交试验结果及计算结果进行方差分析(见表7-5)。

表7-5 正交试验结果方差分析表

方差来源	离差平方和	自由度	方差	*F*	*P*
A	$SS_A=0.01740$	2	0.00532	5.39	>0.05
B	$SS_B=0.03479$	2	0.01740	11.74	>0.10
C	$SS_C=0.10538$	2	0.05269	35.55	<0.05
误差 e	$SSe=SS_D=0.00296$	2	0.00148		

注：$F_{1-0.10}(2,2)=9.00$　$F_{1-0.05}(2,2)=19.00$　$F_{1-0.01}(2,2)=99.00$

正交试验评价指标综合得分以高者为佳。从表7-4结果直观分析，可见正交试验的5号方案，即 $A_2B_2C_3D_1$ 组合，综合得分最高。表7-5方差分析结果表明，在本实验条件下提取次数(C)对回流提取效果的影响显著($P<0.05$)，是主要因素；乙醇浓度(A)，乙醇用量(B)影响不显著($P>0.10$，$P>0.05$)；提取时间(D)影响甚微，故在本方差分析中被用作误差分析。因提取时间的影响甚微，可将其调整为第一次2h，第二、第三次各1h，以适当节省工时。

(五) 验证试验

按照以上优化的条件进行了3次乙醇回流提取工艺验证试验。验证试验结果与正交试验结果基本相近(见表7-6)。

表7-6 乙醇回流提取工艺验证实验结果

n	低聚糖(%)	总黄酮(%)	浸出物(%)
1	2.57	1.25	19.13
2	2.48	1.18	19.27
3	2.41	1.14	19.48
$\bar{x}$	2.49	1.19	19.29

四、结论

沙蓬乙醇回流提取的最佳工艺条件为：$A_2B_2C_3D_1$ 组合方案，即取药材最粗粉，依次加 10、8、8 倍量 70％乙醇，提取 3 次，依次回流 2、1、1h。沙蓬低聚糖提取量最高，总浸出物适中，同时被提出部分黄酮等“杂质”，应予去除。

第二节　大孔吸附树脂分离纯化工艺研究

大孔吸附树脂法作为一种常用的分离纯化方法，因其具有吸附容量大、吸附速度快、选择性好、再生简便等优点，而被广泛用于天然产物的分离纯化[3~5]。

提取物水溶液在中性条件下通过适宜的非极性或弱极性大孔吸附树脂柱，经水洗脱后，黄酮、生物碱、色素等有机亲脂性物质被吸附在大孔吸附树脂上，而糖类组分极性大不能吸附于大孔吸附树脂上，从而糖类组分得到进一步的纯化。吸附在大孔吸附树脂上的物质用乙醇进行梯度洗脱，可以将不同物质根据其极性的大小依次洗脱下来。通过比较几种大孔吸附树脂对沙蓬低聚糖的吸附纯化性能，寻找对沙蓬低聚糖提取液分离纯化效果良好的树脂，并对其分离纯化工艺进行优化，为沙蓬低聚糖分离纯化制备和进一步开发利用提供理论参考。

一、实验材料

取沙蓬，粉碎成最粗粉，依次加 10、8 倍量的 95％乙醇回流提取 2 次，每次 2h，去除叶绿素等脂溶性成分；脱脂药粉，依次加 10、8、8 倍量的 70％乙醇回流提取 3 次，第一次 2h，第二、第三次 1h，提取液滤过，合并滤液减压回收乙醇，浓缩至无醇味（1g∶1mL），再加等体积水稀释，低温放置过夜，滤过，即得沙蓬提取液，冷藏。每 1mL 含生药 0.5g。临用加水稀释至所需浓度。

二、实验方法

（一）分析方法的确定

目前广泛应用的定量分析糖的苯酚-硫酸法或蒽酮-硫酸法，是基于糖在浓硫酸作用下，水解脱水生成的糠醛或羟甲基糠醛后，与苯酚缩合成一种橙红色化合物，或与蒽酮缩合成蓝绿色衍生物，在一定范围内其颜色深浅与糖溶液的浓度成正比，且于特定波长处有最大吸收，而用比色法在此波长下测定含量。沙蓬初提取物中含有的黄酮等苷类化合物在此含量测定过程中，在浓硫酸作用下水解成的糖，进一步水解而干扰低聚糖的测定结果。故本试验主要以待分离去除的黄酮类成分为考查指标，适宜条件下考察测定总低聚糖，综合评价大孔吸附树脂分离除杂纯化制备其低聚糖的工艺。

总黄酮的含量测定　总黄酮的含量测定采用 $NaNO_2$ - $Al(NO_3)_3$ - NaOH 比色法[2]。

（二）七种大孔吸附树脂的静态吸附、解吸试验

大孔吸附树脂的预处理　分别取一定量的待选树脂，用95%的乙醇浸泡 24 h，然后用乙醇洗涤，直到洗出液中加适量蒸馏水无白色浑浊现象，再用蒸馏水洗至无醇，继而依次用 5%HCl、4%NaOH 浸泡 2～4 h，分别用纯净水洗至中性，布氏漏斗抽滤，备用。

待选 7 种大孔吸附树脂的物理性能参数见表 7 - 7。

表 7 - 7　七种大孔吸附树脂物理性能参数表

树脂类型	粒径 (mm)	比表面积 (m^2/g)	平均孔径 (A°)	极性	外观
D101	0.2～0.6	≥400	100～110	非极性	乳白色
ADS - 17	0.3～1.25	90～150	25～30	非极性	乳白色
HPD826	0.3～1.25	650～700	88～90	非极性	乳白色
AB - 8	0.3～1.25	480～520	130～140	弱极性	乳白色
D201	0.3～1.25			弱极性	浅黄色
HPD600	0.3～1.25	500～550	100～120	极性	乳白色
ADS - 7	0.3～1.25	650～700	88～90	强极性	浅黄色

静态吸附量考察　量取沙蓬初提取液 40 mL，加水稀释至 1000 mL，摇匀（0.2 g 生药/mL），测定总黄酮含量（C_0）。称取大孔吸附树脂各三份，每份 1 g（W），置 100 mL 的具塞三角烧瓶中，准确加入上述沙蓬初提取物水溶液 40 mL（V_0），称定重量，置于摇床，摇 24 h 后，再称定重量，加水补足损失重量，摇匀，过滤，滤液测定剩余总黄酮含量（C_1），水洗树脂滤饼，洗液弃。并照下列公式计算各大孔吸附树脂的总黄酮吸附量（Q）。

$$\text{吸附量 Q mg/g(mL)} = \frac{(C_0 - C_1) \times V_0}{\text{W(干树脂重量 g 或其柱体积 mL)}} \quad \text{（公式 1）}$$

静态解吸率考察　将吸附了沙蓬总黄酮的大孔吸附树脂再移入 100 mL 的具

塞三角烧瓶中，加入70%乙醇30 mL(V_1)，称定重量，置于摇床，摇24 h，称定重量，加70%乙醇补足损失重量，摇匀，过滤，滤液测定剩余总黄酮含量C_2。并照下列公式计算各大孔吸附树脂的总黄酮解吸量(D)以及解吸率(E)。

$$解吸量\ D\ mg/g(mL)=\frac{C_2\times V_1}{W(干树脂重量\ g\ 或其柱体积\ mL)} \quad (公式\ 2)$$

$$解吸率\ E\%=\frac{D}{Q}\times 100\% \quad (公式\ 3)$$

(三) D101、AB-8两种大孔吸附树脂动态吸附解吸试验

1. 大孔吸附树脂预处理

在树脂柱(2 cm×45 cm玻璃层析柱；装住r/h=1∶5)上进行，称取D101、AB-8大孔吸附树脂各约26 g，分别置适宜容器，加乙醇浸泡12 h，装柱，3倍柱床体积(BV)的乙醇洗脱，浸泡3 h，2 BV乙醇洗脱，浸泡3 h，2 BV乙醇洗脱；水洗至无乙醇味。各种处理溶剂或淋洗溶剂的流速均为2 BV/h(1 mL/min)。

2. 树脂柱载样量考察

取初提取液(每毫升含0.2 g生药)上样，以2 BV/h的流速，树脂床体积记为V，收集过柱流出液，每份0.5 BV(V_i)，并测定每份(V_i)总黄酮含量(C_i)。直至过柱流出液和上样液中总黄酮含量相等时，照下列公式计算大孔吸附树脂柱的载样量(比上柱量Saturation ratio)与比吸附量(Absorption ratio)。

$$载样量=\frac{\sum V_0C_0-\sum V_iC_i}{V(W)} \quad (公式\ 4)$$

$$比吸附量=\frac{\sum V_0C_0-\sum V_iC_i-\sum V_{H_2O}C_{H_2O}}{V(W)} \quad (公式\ 5)$$

(四) D101型大孔吸附树脂分离纯化工艺条件的优化

1. 大孔吸附树脂预处理

取D101型大孔吸附树脂约32 g照"大孔吸附树脂预处理"项下相关方法操作，湿法装柱(2 cm×45 cm玻璃层析柱；r/h=1∶5)处理待用。

2. 正交试验设计

大孔吸附树脂的吸附性能，主要与总上样量，样液浓度、上样流速及其吸附时间等因素密切相关。上述树脂柱载样量考察所得D101型大孔吸附树脂的动态比吸附量0.84 g/mL(药材计)为饱和吸附参数，照此量上样分离极易产生泄漏，影响

分离效果。有文献记载总上样量取比吸附量的0.5为宜，本试验此外为其增设0.7与0.9两个水平；上述其他因素也各取3个水平，选用$L_9(3^4)$正交表设计试验，以总黄酮的吸附去除量和水洗脱液总糖含量，为考察指标，综合评价筛选最佳工艺条件(见表7-8)。

表7-8 大孔吸附树脂分离纯化工艺正交试验因素水平表

水平	因素			
	A 总上样量 (g)	B 样液浓度 (g/mL)	C 上样流速 [BV/h(mL/min)]	D 吸附时间 (h)
1	23	0.50	2.0(1.00)	4
2	18	0.40	1.5(0.75)	5
3	13	0.25	1.0(0.50)	6

3. 供试品溶液的制备

根据正交试验设计要求，根据总上样量A准确量取沙蓬初提取液适量(46、36、26 mL)，加水稀释至B浓度，测定总黄酮，上样通过树脂柱，以C流速，循环吸附Dh；以1BV/h流速水洗脱5h，再以1BV/h流速70%乙醇解吸5h；分别收集水洗脱液和醇解吸液，分别定容250 mL。

4. 样品测定

低聚糖测定　参照"低聚糖含量的测定"项下的苯酚-硫酸比色法，测定水洗脱液中低聚糖的含量，并计算低聚糖药材比得量。

总黄酮测定　照"总黄酮的含量测定"项下的$NaNO_2-Al(NO_3)_3-NaOH$比色法测定乙醇解吸液中总黄酮含量，并计算解吸率。

(五) 沙蓬乙醇提取及D101大孔树脂分离工艺放大试验

根据优化后的工艺条件，进行了沙蓬的乙醇回流提取和D101大孔吸附树脂分离纯化工艺的放大试验。

本试验考察工艺的稳定性与可行性，并为"沙蓬降血糖有效成分的筛选"和"沙蓬降血糖药效学研究"提供样品。

1. 沙蓬的乙醇回流提取

取沙蓬最粗粉5.04 kg，置小型多功能提取罐(电加热100 L)中，依次加50.40 L、40.32 L的95%乙醇回流提取2次，每次回流2h，提取液合并，回收乙醇后弃；脱脂的药粉，依次加50.40L、40.32L、40.32L的70%乙醇回流提取3次，第一次2h，第二、第三次各1h，提取液滤过，合并滤液减压回收乙醇，浓缩至无醇味(1g∶1mL)，再加等体积纯净水稀释，低温放置过夜；滤过，滤液再加纯净水调整体积至10.00L，冷藏。

2. D101大孔吸附树脂柱分离

取D101型大孔吸附树脂约3.04kg照“大孔吸附树脂预处理”项下相关方法操作，湿法装柱(90cm×100cm玻璃层析柱，Φ∶h=1∶5)处理待用。上述提取液滤液分3次通过D101型大孔吸附树脂柱。每次取提取液滤3.33L，加纯净水稀释至4.20L，混匀，上样通过树脂柱，以1.5BV/h的流速，吸附5h；吸附柱，用纯净水洗脱5h，再用70%乙醇解吸5h，流速均为2BV/h。收集水洗脱液，减压浓缩，减压干燥，粉碎，既得沙蓬粗低聚糖(简称AOS)。收集醇解吸液，减压回收乙醇、浓缩，减压干燥，粉碎，既得沙蓬粗总黄酮(简称ATF)。

三、实验结果

(一) 大孔吸附树脂的筛选

表7-9 七种大孔吸附树脂静态吸附及解吸性能表

树脂类型	极性	静态吸附量(mg/g)	静态解吸量(mg/g)	静态解吸率(%)
D101	非极性	14.72	10.59	71.92
ADS-17	非极性	11.11	6.74	60.32
HPD826	非极性	13.07	9.22	70.55
AB-8	弱极性	13.81	10.46	75.72
D201	弱极性	11.26	2.69	23.91
HPD600	极性	9.34	5.96	61.88
ADS-7	强极性	14.78	7.52	50.98

表7-9所示试验结果表明，七种大孔吸附树脂静态吸附及解吸能力具有明显差异，静态吸附量与解吸量均最好者为D101型，其次为AB-8型。ADS-7型吸附量虽较好，但解吸率较差而解吸量较低。故综合考量，选择D101型和AB-8型2种大孔吸附树脂继续进行动态吸附、解吸试验，以选择更优者。

(二) D101、AB-8两种大孔吸附树脂动态吸附解吸试验

结果见图7-3、7-4、7-5，表7-10。

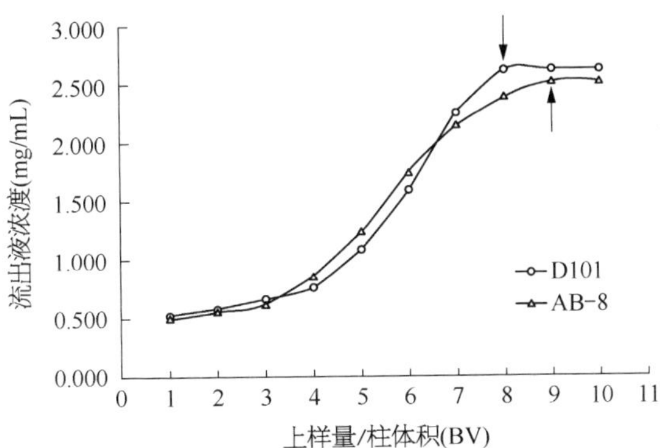

图 7-3 大孔吸附树脂载样量考察的泄露曲线
（↓ ↑ 所指处为泄漏点）

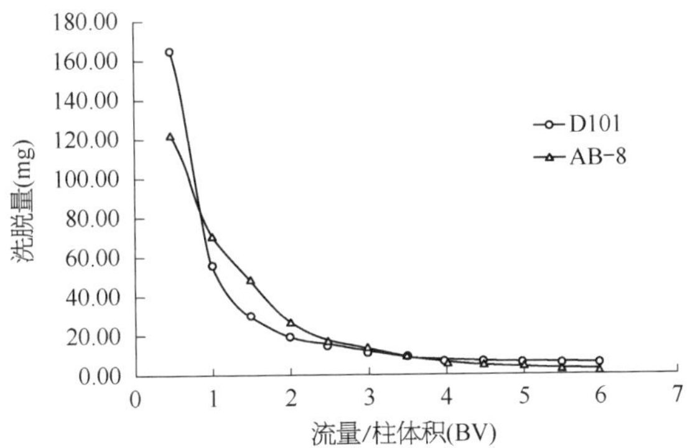

图 7-4 两种大孔吸附树脂柱的总黄酮动态水洗脱曲线

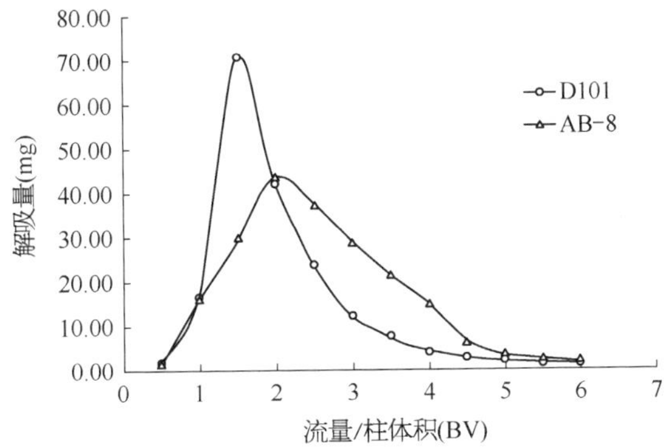

图 7-5 两种大孔吸附树脂柱的总黄酮动态醇解吸曲线

表 7-10 两种大孔吸附树脂动态吸附与解吸试验结果表

型号	比上柱量		比吸附量		解吸量 (mg/mL)	解吸率 (%)
	总黄酮计 (mg/mL)	药材计 (g/mL)	总黄酮计 (mg/mL)	药材计 (g/mL)		
D101	29.09	2.05	10.89	0.84	7.84	72.01
AB-8	25.87	1.82	9.75	0.78	6.80	69.80

(三) D101 型大孔吸附树脂分离纯化工艺条件的优化

结果见表 7-11。

表 7-11 大孔吸附树脂分离纯化工艺正交试验设计及结果计算表

编号	上样总量 (g)	样液浓度 (g/mL)	上样流速 (BV)	吸附时间 (h)	评价指标		
					X 低聚糖 (%)	Y 总黄酮 (%)	综合得分*
1	1	1	1	1	0.998	71.04	0.658
2	1	2	2	2	1.161	76.03	0.736
3	1	3	3	3	1.015	89.34	0.744
4	2	1	2	3	1.502	82.30	0.882
5	2	2	3	1	1.732	75.03	0.930
6	2	3	1	2	1.427	91.06	0.895
7	3	1	3	2	1.464	76.19	0.842
8	3	2	1	3	1.298	88.50	0.838
9	3	3	2	1	1.335	80.34	0.815
K_1	2.138	2.381	2.391	2.403		G=7.340	
K_2	2.706	2.504	2.434	2.473		CT=5.986	
K_3	2.496	2.454	2.516	2.464			
SSj	0.05497	0.00254	0.00269	0.00098			

注：大孔吸附树脂分离纯化工艺正交试验两个评价指标，采用综合评分进行数据分析。低聚糖、总黄酮的权重系数依次为 0.6、0.4。* 综合得分$=x_i/x_{max}\times0.6+y_i/y_{max}\times0.4$

（四）实验数据统计分析

根据表 7－11 试验结果及计算结果进行方差分析。结果见表 7－12。

正交试验评价指标综合得分以高者为佳。从表 7－11 结果直观分析，可见正交试验的 5 号方案，即 $A_2B_2C_3D_1$ 组合，综合得分最高。表 7－12 方差分析结果表明，在本实验条件下总上样量(A)对效果的影响显著($P<0.05$)，是主要因素；样液浓度(B)、上样速度(C)影响不显著($P>0.10$)；吸附时间(D)影响甚微，故在本方差分析中被用作误差分析。

表 7－12　正交试验结果方差分析表

方差来源	离差平方和	自由度	方差	*F*	*P*
A	$SS_A=0.05497$	2	0.02748	56.10	<0.05
B	$SS_B=0.002549$	2	0.00127	2.59	>0.10
C	$SS_C=0.00296$	2	0.00134	2.75	>0.10
误差 e	$SSe=SS_D=0.00098$	2	0.00049		

注：$F_{1-0.10}(2,2)=9.00$　$F_{1-0.05}(2,2)=19.00$　$F_{1-0.01}(2,2)=99.00$

（五）验证试验

按照以上优化的条件进行了 3 次 D101 大孔吸附树脂的分离纯化工艺验证试验。表 7－13 结果显示，验证试验药材比低聚糖的得率与总黄酮的上样吸附、解吸回收率结果与正交试验结果基本相近。

表 7－13　D101 大孔吸附树脂的分离纯化工艺验证试验结果(%)

试验项目	1	2	3	$\bar{x}$
低聚糖	1.73	1.76	1.74	1.74
总黄酮	90.58	89.56	92.46	90.87

（六）沙蓬乙醇提取及 D101 大孔树脂分离工艺放大试验

沙蓬的乙醇回流和 D101 大孔吸附树脂分离纯化工艺的放大试验的基本参数与结果详见表 7－14、7－15。表明优化选定的沙蓬的提取及树脂柱分离工艺基本稳定、可行。

表 7-14　乙醇提取和大孔吸附树脂分离纯化工艺的放大试验基本参数

提取投料量(g)	提取液总体积(L)	浸出物(g*8.85%)	柱床体积(L)	上柱样总量(0.84g/mL*0.7)	样液体积(0.4g药材/ml)	上样(BV/h*h)	洗脱解析(BV/h*h)
5040	10	446	2.86	1680	4200	2×5	1×5

表 7-15　乙醇提取和大孔吸附树脂分离纯化工艺的放大试验结果

柱号	总低聚糖得量(g)	总糖含量(%)	还原糖含量(%)	蛋白质含量(%)	总黄酮得量(g)	总黄酮含量(%)
1	75.7	33.7	5.27	0.431	65.2	27.6
2	81.6	31.3	4.43	0.382	62.8	28.1
3	72.8	34.9	5.14	0.419	67.3	26.5
$\overline{x}$	76.7	33.3	4.94	0.411	65.1	27.4

四、结论

两种大孔吸附树脂的泄露曲线表明 D101 型的泄漏点约在上样流量 8BV，即上样 4h 时；AB-8 型的泄漏点约在上样流量 9BV，即上样 4.5h 时。提示 D101 型上样达饱和吸附量周期较 AB-8 型短。大孔吸附树脂 D101 型的动态比吸附量、解吸量以及解吸率都较 AB-8 型高。动态醇解吸曲线图显示，欲充分解吸树脂柱吸附至少需 5BV 的解吸液；D101 型的动态解析效果也较 AB-8 型好。所以，沙蓬提取液的分离“除杂”确定采用 D101 型大孔吸附树脂。

筛选确定的 D101 大孔吸附树脂分离纯化沙蓬提取液的最佳工艺条件为：$A_2B_2C_3D_2$ 组合方案，即树脂柱上样总量（药材计）应取其比吸附量 0.84g/mL 的 0.7；样液浓度为每毫升含药材 0.4g；上样过柱以 1.5BV/h 的流速，吸附 5h；吸附柱以 2BV/h 流速，纯净水洗脱 5h，再以 2BV/h 流速，70%乙醇解吸 5h。分别收集水洗脱液和醇解吸液，待进一步处理。

第三节 沙蓬低聚糖的活性炭脱色工艺研究

在低聚糖的提取、分离、纯化以及结构研究中,脱色是一个重要环节。目前,低聚糖脱色方法在实验室纯化中常用 DEAE -纤维素法、双氧水法和吸附脱色法。吸附脱色法中的活性炭有巨大的比表面积,对杂质的吸附能力很强,脱色成本低、效果好、且不会影响提取物的生物活性,得到了广泛的应用,尤其是在工业化生产中经常采用活性炭吸附法去除多糖色素[6~8]。本试验采用正交试验设计研究活性炭吸附法对沙蓬低聚糖脱色效果的影响,确定沙蓬低聚糖活性炭脱色的最优工艺条件,为沙蓬低聚糖的纯化和进一步开发利用提供理论和试验依据。

一、实验材料

(一) 药物与试剂

芦丁对照品(供含量测定用)、无水葡萄糖对照品(含量测定用,纯度 99.5%)、槲皮素对照品(含量测定用,纯度 96.5%)、异鼠李素对照品(供含量测定用,纯度 99.0%)由中国食品药品检定研究院提供。牛血清白蛋白(北京索莱宝科技有限公司);所用试剂亚硝酸钠、硝酸铝、氢氧化钠、苯酚、3,5 -二硝基水杨酸、酒石酸钾钠、考马斯亮蓝 G - 250、活性炭粉均为分析纯。

(二) 实验仪器

Agilent 1260 Infinity 高效液相色谱仪(美国),Agilent 1260LC 化学工作站;Mettler Toledo NewClassic MS105 UV/VIS T6 型分光光度计(北京新世纪化工生物有限公司);电子天平 d=0.01 mg[梅特勒-托利多仪器(上海)有限公司];Milli-Q Academic 超纯水系统(法国);KQ - 100 型超声波清洗器(超声频率 40 kHz,功率 100 W,昆山);DZ5 - 2 自动平衡离心机(北京医用离心机厂);HZS - H 水浴恒温振荡器(江苏省常州金坛精达仪器制造有限公司);旋转蒸发器(瑞士);Labconco Free Zone 6L 真空冷冻干燥机(美国 Labconco 公司)。

二、实验方法

(一) 沙蓬低聚糖样品溶液的制备

准确称取上述试验得到的沙蓬低聚糖(AOS)供试品 7.50 g,置 500 mL 量瓶中,加水使溶解并稀释至刻度,混匀,作为母液(15 mg/mL);量取母液 200 mL 加水稀释至 300 mL 混匀(10 mg/mL);再量取母液 100 mL 加水稀释至 300 mL 混匀(5 mg/mL),即得。

(二) 正交试验设计

沙蓬低聚糖采用活性炭脱色,活性炭用量、加热温度、吸附脱色时间、低聚糖溶液的浓度是影响脱色效果的主要因素。因此,我们为上述因素各取 3 个水平,选用 $L_9(3^4)$ 正交表设计试验(见表 7-16),以低聚糖的保留率和脱色率为综合评价指标,研究筛选最佳工艺条件。

表 7-16 沙蓬低聚糖活性炭脱色工艺正交试验因素水平表

水平	因素			
	A 碳粉用量(mg/mL)	B 加热温度(℃)	C 吸附时间(min)	D 样液浓度(mg/mL)
1	5	50	30	5
2	10	70	45	10
3	15	90	60	15

(三) 供试品溶液的制备

根据正交试验设计要求,准确量取(D)浓度的样品溶液 40 mL,置 50 mL 具盖离心试管中,加(A)量活性炭粉,(B)℃,恒温振荡脱色(C) min,离心沉淀,取上清液,测定吸光度 A,计算脱色率、低聚糖保留率。

(四) 供试品溶液的测定

1. 活性炭脱色率的测定

取沙蓬低聚糖样品溶液(10 mg/mL),以水为空白对照于 400～500 nm 波长范围进行光谱扫描,结果表明,本样品溶液在波长处有最大吸收。故以 445 nm 作为测定本样品溶液脱色率的检测波长。以水为空白对照，测定吸光度 A，按下列公式 6 计算活性炭的脱色率。

$$脱色率(\%)=\frac{脱色前样液\ A-脱色后样液\ A}{脱色前样液\ A}\times 100\% \quad (公式 6)$$

2. 低聚糖保留率的测定

苯酚-硫酸分光光度法测定低聚糖即总糖含量[2]，按下列公式 7 计算低聚糖保留率。

$$低聚糖保留率(\%)=\frac{脱色后样液糖量\ A}{脱色前样液糖量\ A}\times 100\% \quad (公式 7)$$

三、实验结果

（一）正交试验结果

正交试验结果见表 7-17。

表 7-17　沙蓬低聚糖活性炭脱色工艺正交试验设计及结果计算表

编号	碳粉用量 (mg/mL)	加热温度 (℃)	吸附时间 (min)	样液浓度 (mg/mL)	评价指标		
					X 低聚糖保留率 (%)	Y 脱色率 (%)	综合得分*
1	1	1	1	1	83.59	64.69	0.883
2	1	2	2	2	80.69	66.70	0.871
3	1	3	3	3	84.81	49.00	0.821
4	2	1	2	3	80.41	65.33	0.863
5	2	2	3	1	67.19	69.06	0.786
6	2	3	1	2	71.61	80.74	0.870
7	3	1	3	2	60.23	88.85	0.826
8	3	2	1	3	52.31	82.36	0.741
9	3	3	2	1	58.33	71.53	0.735
K_1	2.574	2.572	2.493	2.404	G=7.395		

（续表）

编号	碳粉用量(mg/mL)	加热温度(℃)	吸附时间(min)	样液浓度(mg/mL)	评价指标		
					X 低聚糖保留率(%)	Y 脱色率(%)	综合得分*
K_2	2.519	2.398	2.469	2.567		CT=6.076	
K_3	2.302	2.425	2.433	2.424			
SSj	0.01387	0.00581	0.00062	0.00529			

注：活性炭脱色工艺正交试验两个评价指标，采用综合评分进行数据分析。脱色率、低聚糖保留率的权重系数依次为 0.6、0.4。* 综合得分$=x_i/x_{max}\times0.6+y_i/y_{max}\times0.4$

（二）实验数据统计分析

根据试验结果及计算结果进行方差分析（见表 7-18）。

表 7-18 正交试验结果方差分析表

方差来源	离差平方和	自由度	方差	F	P
A	$SS_A=0.01387$	2	0.00693	22.44	<0.05
B	$SS_B=0.00581$	2	0.00290	9.40	>0.05
C	$SS_C=0.00529$	2	0.00265	8.57	>0.10
误差 e	$SSe=SS_D=0.00062$	2	0.00031		

注：$F_{1-0.10}(2,2)=9.00$；$F_{1-0.05}(2,2)=19.00$；$F_{1-0.01}(2,2)=99.00$

正交试验评价指标综合得分以高者为佳。从表 7-17 结果直观分析，可见正交试验的 5 号方案，即 $A_1B_1C_1D_1$ 组合，综合得分最高。表 7-18 方差分析结果表明，在本实验条件下活性炭粉用量(A)对脱色效果的影响显著($P<0.05$)，是主要因素；加热温度(B)，样液浓度(C)影响不显著($P>0.05$、$P>0.10$)；吸附时间(D)影响甚微，故在本方差分析中被用作误差分析。

因样液浓度(C)影响不显著，为提高生产效率，将较佳组合中 C_1 调整为 C_2，即脱色样液选用 10 mg/mL 浓度为宜。

（三）验证试验

根据以上优化的 $A_1B_1C_1D_2$ 条件进行了 3 次沙蓬低聚糖活性炭脱色工艺验证

试验。验证试验结果与正交试验结果基本相近(见表 7 - 19)。

表 7 - 19 沙蓬低聚糖活性炭脱色工艺验证试验结果(%)

试验项目	1	2	3	$\bar{x}$
低聚糖保留率	82.97	82.33	81.47	82.26
脱色率	65.50	65.41	65.69	65.53

四、结论

沙蓬低聚糖活性炭脱色的最佳工艺条件为 $A_1B_1C_1D_2$ 方案,即取 10mg/mL 的沙蓬低聚糖水溶液,活性炭的添加量为 0.5%,在 50℃温度条件下,搅拌吸附脱色 30min,可获得最佳的脱色效果。低聚糖保留率 82.6%,脱色率 65%;成品低聚糖含量达 72.6%。为沙蓬低聚糖的进一步分离纯化和深入开发利用提供了实验依据。

参考文献

[1] 郭丽民,张汝学,贾正平,等. 寡糖的药理作用和机制研究进展[J]. 中成药,2006,28(9):1353 - 1355.
[2] 国家药典委员会. 中华人民共和国药典(一部)[M]. 北京:中国医药科技出版社,2010.
[3] 张慧洋,秦俊哲. 大孔树脂吸附纯化桑黄粗多糖的研究[J]. 陕西科技大学学报,2011,29(1):73 - 76.
[4] 陶遵威,张岩,王文彤. 大孔吸附树脂对苦豆子多糖纯化工艺研究[J]. 现代药物与临床,2013,28(4):515 - 518.
[5] 杨荣平,王宾豪,方艾权,等. 大孔树脂分离葛根总黄酮工艺优化[J]. 中成药,2004(10):12 - 16.
[6] 张立峰,刘庆富,宁海凤. 活性炭对大豆低聚糖脱色效果研究[J]. 粮食与油脂,2013,26(1):51 - 53.
[7] 赵俊梅,洪毅,王静,等. 地黄低聚糖提取液脱色工艺研究[J]. 上海医药,2014,35(9):50 - 52.
[8] 王彦志,董晶晶,刘富岗,等. 黄精低聚糖的分离纯化及理化性质研究[J]. 中成药,2011,33(10):1831 - 1833.

第八章

沙蓬降血糖有效成分的筛选

应用沙蓬提取物 AOS 和 ATF 干预 GK 大鼠，观察两种提取物对 GK 大鼠血糖及糖耐量的影响，筛选确定活性成分，为后续研究奠定基础。

一、实验材料

（一）药物与试剂

1. 药物

AOS、ATF 由内蒙古民族大学蒙医药学院提供。原药材临床用法与用量：每日取 65 g，水煎，煎液分 2～3 次口服。

2. 对照药物

盐酸二甲双胍　本品为白色片剂，无味。购自天津亚宝药业科技有限公司。

格列本脲　本品为白色片剂，无味。购自天津太平洋制药有限公司。

3. 试剂

羧甲基纤维素钠（国药集团化学试剂有限公司）；糖化血红蛋白检测试剂盒（Axis-shield Poc AS）；水合氯醛（西安藻露堂药业集团康复医药有限公司）；无水乙醇（德州市富凯化工有限责任公司）；PBS 粉末（北京雅安达生物技术有限公司）；纯净水由超纯水系统所制。

（二）实验仪器

FA2104N 电子天平（上海菁海仪器有限公司）；5180R 高速低温离心机（德国 Eppendorf 公司）；RODI－P 实验室超纯水制备系统（上海和泰仪器有限公司）；BSC－1300IIA2 生物安全柜（上海博讯实业有限公司）；NycoCard READER2 糖化血红蛋白检测仪（挪威安迅时特有限公司）；罗氏血糖仪及试纸（德国罗氏诊断有限

公司);BCD－539WT 电冰箱(青岛海尔股份有限公司)。

(三) 实验动物

雄性,145 只 SPF(specific pathogen free)级自发性 2 型糖尿病 GK 大鼠,体重 210～240g, 10～13 周;购自上海斯莱克斯实验动物责任有限公司,每笼 5 只进行饲养。

雄性,15 只 SPF 级 Wistar 大鼠,体重 230～240g, 12～13 周;购自北京华阜康生物科技股份有限公司(见图 8－1)。

大鼠饲料购自中国人民解放军军事医学科学院;高脂饲料由北京华阜康生物科技股份有限公司提供。

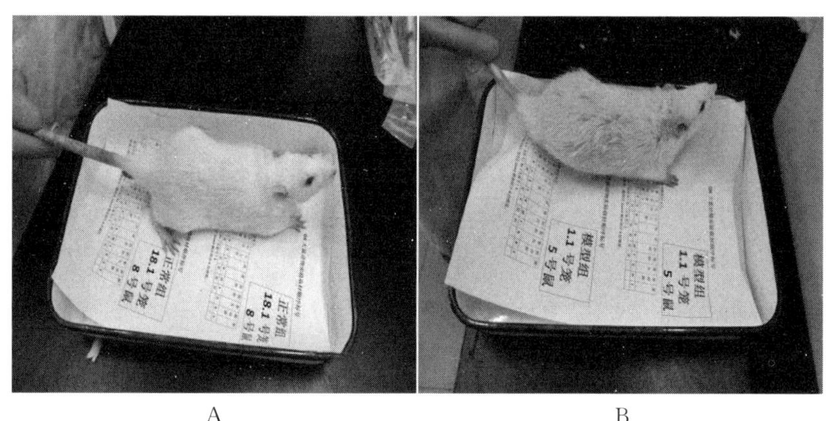

A　　　　B

图 8－1　实验动物

(A: SPF 级 Wistar 大鼠;B: SPF 级 GK 大鼠)

二、实验方法

(一) 剂量与给药途径设计

1. AOS

大鼠实验时,按大鼠与人的等效剂量比为 6.3∶1,采用三个剂量,分别相当于人临床用量的 2 倍、1 倍及 0.5 倍。给药量分别为药粉 0.96、0.48、0.24g/kg。给药途径为口服(灌胃),容量为 5mL/kg,每日一次,均为上午 8:00～10:00 给药。

2. ATF

大鼠实验时,按大鼠与人的等效剂量比为 6.3∶1,采用三个剂量,分别相当于人临床用量的2倍、1倍(等倍)及0.5倍。给药量分别为药粉0.48、0.24、0.12g/kg。给药途径为口服(灌胃),容量为5mL/kg,每日一次,均为上午8:00～10:00给药。

3. 二甲双胍(ME)

阳性对照药物,白色片剂,规格:0.5g/片:成人每次0.5g,每日2次,或0.85g,每日1次。大鼠给药剂量为0.105(0.089)g/kg(为人用量6.3倍,相当于人等效量),因此大鼠按0.1g/kg剂量灌胃,给药容积为5mL/kg。

4. 格列本脲(GLB)

阳性对照药物,为白色片剂,规格:2.5mg/片,口服一般用量为每日5～10mg,最大用量每日不超过15mg。大鼠给药剂量为1.2mg/kg(为人用量6.3倍,相当于人等效量),因此大鼠按1.2mg/kg剂量灌胃,给药容积为5mL/kg。

(二) 分组与给药

将符合成模标准的96只大鼠,剔除体重较低或较高及血糖过高的6只大鼠,余下90只,按随机数字表法分为9组,加上正常对照组共103只,每组10只。分别为:模型对照组(MG)、二甲双胍组(ME)、ATF高剂量组(ATF-H)、ATF中剂量组(ATF-M)、ATF低剂量组(ATF-L)、AOS高剂量组(AOS-H)、AOS中剂量组(AOS-M)、AOS低剂量组(AOS-L)、格列本脲组(GLB)、正常对照组(CG)。

分组后,按剂量设计灌胃给予相应药物,给药容积为5mL/kg;二甲双胍0.1g/kg剂量灌胃,给药容积为5mL/kg;格列本脲1.2mg/kg,给药容积为5mL/kg;模型对照组与正常对照组每日灌胃同容积蒸馏水。各组均在上午8:00～10:00灌胃给药,每日1次,连续8周。

(三) 2型糖尿病模型的确定标准

大鼠随机血糖及糖负荷2h血糖均高于11.1moL/L,即认为已形成2型糖尿病。购回后由于GK大鼠空腹血糖升高不明显(在4～8moL/L),随机血糖有1/2在11.1moL/L,糖负荷2h有3/4血糖在11.1moL/L以上,因此随机血糖在11.1moL/L以下大鼠给予高脂饲料诱导4～5周。145只GK大鼠经5周的高脂饲料诱导,有126只(86.9%)大鼠随机血糖及糖耐量2h血糖均高于11.1moL/L,即符合2型糖尿病模型。

(四) 观察及检测指标

1. 各组大鼠一般状态

期间每日观察各组大鼠精神状态、活动、毛色、饮食、饮水、体重及大小便等有无改变。每周测定体重、进食量、饮水量1次。

2. 各组大鼠血糖动态变化测定

GK大鼠空腹血糖升高不明显,所以分别于给药第0、2、4、6、8周测定随机血糖(上午给药后30 min);8周末(处死前)尾静脉取5 μL全血,用糖化血红蛋白仪测定糖化血红蛋白含量。

3. 糖耐量测定

与给药前、第一次给药及给药8周后(处死之前),测定灌胃葡萄糖耐量(OGTT),即前一日晚上断食不断水,更换垫料,断食16 h后,固定待测GK大鼠,采血针刺破尾端静脉取血一滴,用罗氏血糖仪检测0点血糖值,灌胃葡萄糖(2.5 g/kg)后30、60、120 min血糖值(各时间点检测时重新刺破采血)。

于给药第6周进行非禁食情况下(上午8:00)灌胃给药,分别于给药前(0 min)及给药后60 min和120 min眼球取血用血糖仪测定血糖,同时分离血清测定0、60、120 min的血清胰岛素和C肽变化情况,目的是观察药物对胰岛素、C肽释放的影响及与血糖关系。

(五) 统计分析方法

实验数据以均数±标准差($\overline{x}\pm s$)表示,用SPSS17.0版软件对数据进行分析,分析方法为单因素方差分析,以$P<0.05$为差异具有统计学意义。

三、结果

(一) 各组大鼠一般状态

正常对照组大鼠活动自如,反应机敏,毛色白而有光泽,大便成形,色泽正常;GK对照组大鼠(模型)活动自如,但反应迟钝,毛色发黄无光泽,随着时间推移,毛色变黄和反应迟钝更明显,大便成形,色泽正常;各用药组大鼠毛色变黄减轻,有一定色泽,反应迟钝现象减轻,大便成形,色泽正常,未见脓血便或腹泻,鼻、眼、口腔无异常分泌物等情况。

(二) 各组大鼠随机血糖动态观察

表8-1结果显示,给药前所有GK大鼠随机血糖均明显高于正常对照组,给药期间正常组大鼠随机血糖比较平稳,基本无变化;给药8周期间,GK模型组大鼠随机血糖随着时间推移逐渐升高,各药物干预组大鼠血糖有不同程度的降低,其中,格列本脲组和二甲双胍组降低作用最明显($P<0.01$),有明显时间效应关系;

AOS 高、中、低剂量干预组大鼠随机血糖值也有显著降低，其中在给药 4 周降低效果最好，血糖值与格列本脲组及二甲双胍组接近，但在 6～8 周随机血糖值又有所回升，但明显低于模型组（$P<0.01$），AOS 三个剂量之间无明显量效关系，血糖水平无明显差异（$P>0.05$），但以中剂量效果更好。ATF 低剂量组在给药第 6 周随机血糖低于模型组（$P<0.05$），但到第 8 周随机血糖与模型组比较无差异（$P>0.05$）。

表 8-1 各药物组对 GK 大鼠随机血糖的影响（$\bar{x}\pm s$，$n=10$） mmoL/L

组别	剂量(mg/kg)	给药前	第2周	第4周	第6周	第8周
CG	—	5.25±0.49	5.37±0.48	5.58±0.5	5.77±0.53	5.60±0.54
MG	—	13.45±1.57$^{\triangle\triangle}$	14.39±2.33$^{\triangle\triangle}$	14.84±1.88$^{\triangle\triangle}$	16.09±2.28$^{\triangle\triangle}$	17.49±2.88$^{\triangle\triangle}$
GLB	1.2	13.57±1.52$^{\triangle\triangle}$	11.31±2.11$^{*\triangle\triangle}$	9.756±1.88$^{**\triangle}$	9.41±1.64$^{**\triangle\triangle}$	9.07±1.07$^{**\triangle\triangle}$
ME	100	13.31±2.95$^{\triangle\triangle}$	10.95±3.43$^{*\triangle\triangle}$	10.32±2.88$^{**\triangle\triangle}$	10.65±2.79$^{**\triangle\triangle}$	9.81±1.67$^{**\triangle\triangle}$
AOS-H	960	13.65±2.48$^{\triangle\triangle}$	12.01±3.81$^{\triangle\triangle}$	10.43±3.56$^{**\triangle\triangle}$	12.93±3.98$^{*\triangle\triangle}$	11.58±3.02$^{**\triangle\triangle}$
AOS-M	480	13.97±2.70$^{\triangle\triangle}$	11.44±4.46$^{\triangle\triangle}$	9.26±2.94$^{**\triangle\triangle}$	11.76±4.45$^{**\triangle\triangle}$	11.1±3.85$^{**\triangle\triangle}$
AOS-L	240	13.87±2.55$^{\triangle\triangle}$	12.39±3.28$^{\triangle\triangle}$	11.65±4.63$^{*\triangle\triangle}$	13.87±2.23$^{*\triangle\triangle}$	12.39±1.97$^{**\triangle\triangle}$
ATF-H	476	13.60±3.64$^{\triangle\triangle}$	14.10±4.70$^{\triangle\triangle}$	17.09±2.88$^{\triangle\triangle}$	16.99±4.00$^{\triangle\triangle}$	17.58±5.32$^{\triangle\triangle}$
ATF-M	238	13.72±1.74$^{\triangle\triangle}$	14.13±2.63$^{\triangle\triangle}$	19.61±3.31$^{\triangle\triangle}$	17.60±4.49$^{\triangle\triangle}$	19.85±4.09$^{\triangle\triangle}$
ATF-L	119	13.01±1.62$^{\triangle\triangle}$	13.71±1.91$^{\triangle\triangle}$	16.10±3.58$^{\triangle\triangle}$	13.12±2.80$^{\triangle\triangle*}$	15.89±6.42$^{\triangle\triangle}$

注：与 CG 比较，$^{\triangle}P<0.05$，$^{\triangle\triangle}P<0.01$；与 MG 比较，$^{*}P<0.05$，$^{**}P<0.01$

（三）各组大鼠糖化血红蛋白（glycosylated hemoglobin，HbA1c）含量

从表 8-2 可见，模型组大鼠糖化血红蛋白（HbA1c）和糖化血清蛋白（glycosylated serum protein，GSP）均明显高于正常对照组；与模型组比较，二甲双胍组和格列本脲组大鼠血清中的 HbAlc 和 GSP 明显下降（$P<0.01$），特别是 GSP 降低更明显，接近正常对照组；AOS 高、中、低剂量组大鼠血清中的 HbA1c 和 GSP 含量明显低于模型组，以 AOS 高、中剂量组降低作用更明显，但 AOS 组间无统计学差异（$P>0.05$）。ATF 高、中、低剂量组的各组血清糖化血红蛋白含量与模型组无明显差异（$P>0.05$）。

表 8-2 各药物组对 GK 大鼠糖化血红蛋白含量的影响($\bar{x}\pm s$, $n=10$)

组别	给药剂量(mg/kg)	糖化血红蛋白(%)
CG	—	3.65±0.18
MG	—	6.02±0.69△△
GLB	1.2	4.92±0.57△△ **
ME	100	4.82±0.49△△ **
AOS-H	960	5.09±0.68△△ *
AOS-M	480	5.22±0.58△△ *
AOS-L	240	5.63±0.52△△
ATF-H	476	6.05±0.79△△
ATF-M	238	6.36±0.60△△
ATF-L	119	5.80±0.80△△

注：与 CG 比较，△△ $P<0.01$；与 MG 比较，* $P<0.05$，** $P<0.01$

(四) 各组大鼠糖耐量

表 8-3 为给药前各组大鼠糖耐量结果，各组 GK 大鼠糖耐量各点血糖值均明显高于正常对照组，空腹 16 h 后 GK 大鼠血糖值虽然高于正常大鼠血糖值，但升高并不特别明显，糖负荷后，大鼠各点血糖值均明显升高，以糖负荷 60 min 达高点，糖负荷 120 min 后血糖值有所下降，但仍明显高于正常对照组。

表 8-3 各组大鼠在给药前不同时间点的糖耐量结果($\bar{x}\pm s$, $n=10$) mmoL/L

组别	0 min	30 min	60 min	120 min
CG	4.33±0.54	6.48±0.54	6.72±0.70	5.36±0.53
MG	5.66±0.58△△	16.16±1.73△△	16.74±1.59△△	13.77±0.96△△
GLB	5.61±0.97△△	16.72±1.51△△	17.17±1.88△△	13.93±1.37△△
ME	5.93±0.69△△	16.47±1.32△△	17.12±1.32△△	13.95±1.70△△
AOS-H	5.68±1.13△△	15.97±2.17△△	16.69±2.04△△	13.60±2.54△△
AOS-M	5.89±0.91△△	16.22±2.07△△	17.02±1.81△△	13.75±1.93△△
AOS-L	5.63±1.51△△	16.48±1.49△△	16.81±1.92△△	13.40±1.73△△

（续表）

组别	0 min	30 min	60 min	120 min
ATF - H	5.89±1.23△△	16.22±1.79△△	17.21±2.06△△	13.98±2.08△△
ATF - M	5.65±0.91△△	16.33±1.09△△	17.36±2.43△△	13.94±1.57△△
ATF - L	5.84±1.17△△	15.74±1.77△△	16.80±1.49△△	13.94±1.41△△

注：与 CG 比较，△△ $P<0.01$

表 8-4 为第一次给药进行的葡萄糖耐量实验结果，在禁食 16 h 后进行灌胃给药，给药后 30 min 进行糖负荷。结果与模型组比较，格列本脲组和 AOS 组对葡萄糖负荷后的血糖升高均有不同程度的降低，ATF 组作用不明显。在糖负荷 30 min 时，以 AOS 高、中剂量组降低幅度最高，其次是 AOS 低剂量组和格列本脲组；ATF 各剂量组和二甲双胍组降低不明显，与模型组比较（$P>0.05$）。在糖负荷 60 min 时，AOS 高、中、低剂量组和格列本脲组均能明显抑制血糖值的升高（$P<0.01$），AOS 高、中剂量组降低幅度最高，其次是 AOS 低剂量组、格列本脲组和二甲双胍组；ATF 高、中、低剂量组无降低作用，与模型组比较（$P>0.05$）。在糖负荷 120 min 时，除 ATF 组，其他各组血糖值均低于模型组，以格列本脲组血糖降低幅度最大，其次是 AOS 高、中、低剂量组和二甲双胍组。

表 8-4 各组大鼠第一次给药后不同时间点的糖耐量结果（$\bar{x}\pm s$，$n=10$） mmoL/L

组别	0 min	30 min	60 min	120 min
CG	4.66±0.35	6.59±0.40	6.92±0.48	5.29±0.46
MG	5.98±0.87△△	15.68±1.35△△	16.72±1.65△△	13.30±0.96△△
GLB	5.97±0.66△△	14.53±1.14△△	13.04±1.08△△ **	7.72±1.15△△ **
ME	5.90±0.85△△	15.10±1.33△△	14.70±1.37△△ *	12.15±1.41△△ *
AOS - H	5.80±0.71△△	13.79±1.31△△ *	12.04±1.60△△ **	9.11±1.54△△ **
AOS - M	5.91±0.71△△	13.50±2.06△△ *	11.76±1.94△△ **	8.56±1.16△△ **
AOS - L	5.85±0.59△△	14.02±1.309△△ *	12.701±1.48△△ **	10.71±1.16△△ **
ATF - H	5.94±1.03△△	15.83±2.56△△	17.54±4.26△△	14.63±3.96△△
ATF - M	5.47±1.04△△	15.07±1.65△△	16.69±1.61△△	13.42±1.47△△
ATF - L	5.80±0.97△△	14.91±1.63△△	16.23±1.75△△	12.92±1.85△△

注：与 CG 比较，△△ $P<0.01$；与 MG 比较，* $P<0.05$，** $P<0.01$

表 8－5 为给药 8 周末各组大鼠口服糖耐量结果，其糖负荷后各点血糖值变化趋势与第一次给药后糖耐量结果基本一致。

表 8－5 给药 8 周各组大鼠糖耐量结果（$\bar{x}\pm s$，$n=10$） mmoL/L

组别	0 min	30 min	60 min	120 min
CG	4.62±0.53	6.59±0.61	6.91±0.70	5.48±0.74
MG	5.64±0.29$^{\triangle\triangle}$	16.10±1.73$^{\triangle\triangle}$	15.84±1.59$^{\triangle\triangle}$	15.31±1.5$^{\triangle\triangle}$
GLB	5.84±0.97$^{\triangle\triangle}$	14.47±1.33$^{\triangle\triangle *}$	13.71±1.79$^{\triangle\triangle **}$	9.11±2.05$^{\triangle\triangle **}$
MET	5.98±0.42$^{\triangle\triangle}$	13.15±1.84$^{\triangle\triangle **}$	13.89±1.32$^{\triangle\triangle **}$	10.35±1.03$^{\triangle\triangle **}$
AOS－H	5.71±0.43$^{\triangle\triangle}$	12.81±2.14$^{\triangle\triangle **}$	11.56±2.08$^{\triangle\triangle **}$	10.19±1.90$^{\triangle\triangle **}$
AOS－M	5.63±0.50$^{\triangle\triangle}$	11.05±2.74$^{\triangle\triangle **}$	10.02±2.36$^{\triangle\triangle **}$	8.12±1.13$^{\triangle\triangle **}$
AOS－L	5.67±0.64$^{\triangle\triangle}$	12.43±3.00$^{\triangle\triangle **}$	10.81±1.71$^{\triangle\triangle **}$	9.30±1.83$^{\triangle\triangle **}$
ATF－H	5.52±0.80$^{\triangle\triangle}$	15.08±2.58$^{\triangle\triangle}$	17.67±2.83$^{\triangle\triangle}$	15.27±2.58$^{\triangle\triangle}$
ATF－M	5.72±0.86$^{\triangle\triangle}$	15.56±2.05$^{\triangle\triangle}$	16.38±1.62$^{\triangle\triangle}$	14.64±1.43$^{\triangle\triangle}$
ATF－L	5.68±0.98$^{\triangle\triangle}$	16.28±2.53$^{\triangle\triangle}$	16.84±1.68$^{\triangle\triangle}$	14.68±3.71$^{\triangle\triangle}$

注：与 CG 比较，$^{\triangle\triangle}P<0.01$；与 MG 比较，$^{*}P<0.05$，$^{**}P<0.01$

从表 8－4、8－5 可见，AOS 给药组大鼠各点血糖值及血糖升高速度和幅度均明显低于模型组，特别是 AOS 中、高剂量组作用更明显（$P<0.01$），在降糖幅度上与格列本脲组相近，但降糖速度上快于格列本脲组，即 AOS 给药 30～60 min 血糖明显降低。而格列本脲组给药 120 min 血糖降低明显。在改善糖耐量上优于二甲双胍组，AOS 高剂量组和中剂量组作用差异不明显。ATF 对糖耐量无影响。

四、结论

综合分析上述实验结果认为 AOS 对自发性 2 型糖尿病 GK 大鼠有明显降低随机血糖、改善糖耐量、降低胰岛素抵抗作用；而 ATF 对 GK 大鼠血糖无影响。故应尽早开展进一步的有关 AOS 降血糖作用的药效学研究，探讨其可能的作用机制，为 AOS 临床研究提供临床前药效学研究基础。

第九章

沙蓬降血糖药效学及作用机制研究

根据对沙蓬不同提取物的降糖作用的筛选研究，确定了沙蓬粗寡糖(AOS)具有明显的降低随机血糖、改善糖耐量和降低胰岛素抵抗作用。因此本部分进一步开展AOS的药效学研究，证明AOS的降血糖作用及其对组织器官的保护作用，并初步探讨可能的作用机制，为AOS的临床研究提供临床前药效学研究基础。

第一节 沙蓬降血糖药效学研究

一、实验材料

(一) 药物与试剂

羧甲基纤维素钠(国药集团化学试剂有限公司)；尿酸测定试剂盒、尿素(urea，UREA)试剂盒、肌酐(creatinine，Cre)试剂盒、总胆固醇(total cholesterol，TCHO)试剂盒、甘油三酯(triglyceride，TG)试剂盒、高密度脂蛋白胆固醇(high density liptein cholesterol，HDL－C)试剂盒、低密度脂蛋白胆固醇(LDL－C)试剂盒、丙氨酸氨基转移酶(ALT)试剂盒、天门冬氨酸氨基转移酶(AST)试剂盒、总胆红素(total bilirubin，TBIL)试剂盒、白蛋白(albumin，ALB)试剂盒、总蛋白(total protein，TP)试剂盒(北京瑞正善达生物工程技术有限公司)；C肽试剂盒、糖化血清蛋白试剂盒(北京凯诺春天生物科技有限公司)；胰岛素试剂盒(美国拜力生物科技有限公司)；糖化血红蛋白检测试剂盒(Axis-shield Poc AS)；水合氯醛(西安藻露堂药业集团康复医药有限公司)；多聚甲醛(济宁佰一化工有限公司)；无水酒精(德州市富凯化工有限责任公司)；二甲苯(济宁宏明化学试剂有限公司)；苏木精染色剂(南京奥多福尼生物科技有限公司)；伊红生物染色剂(上海展云化工有限公司);石蜡(石家庄恒勘化工有限公司);PBS 粉末(北京雅安达生物技术有限公司);纯净水由超纯水系统所制。

(二) 实验仪器

FA2104N 电子天平(上海菁海仪器有限公司);5180R 高速低温离心机(德国 Eppendorf 公司);Chemray420 全自动生化分析仪(雷杜生命科学股份有限公司);TK－218 恒温组织摊片机(湖北泰维科技实业有限公司);HI1220 恒温烤片机(上海徕卡仪器有限公司);TB718E 生物组织自动石蜡包埋机(湖北泰维科技实业有限公司);RM2245 轮转式切片机(德国 Leica 公司);DGG－9140A 电热恒温鼓风干燥机(上海森信实验仪器有限公司);OLYMPUS BX5 高倍显微镜(日本奥林巴斯有限公司);HMIAS－2000 真彩病理图像分析系统(高腾科技有限公司);RODI－P 实验室超纯水制备系统(上海和泰仪器有限公司);BSC－1300IIA2 生物安全柜(上海博讯实业有限公司);NycoCard READER2 糖化血红蛋白检测仪(挪威安迅时特有限公司);Infinite® 200 PRO 多功能酶标仪(瑞士帝肯有限责任公司);罗氏血糖仪及试纸(德国罗氏诊断有限公司);BCD－539WT 电冰箱(青岛海尔股份有限公司)。

(三) 实验动物与药物

1. 实验动物

雄性,145 只 SPF 级自发性 2 型糖尿病 GK 大鼠,体重 210～240 g, 10～13 周;购自上海斯莱克斯实验动物责任有限公司,以 5 只/笼进行饲养。

雄性,15 只 SPF 级 Wistar 大鼠,体重 230～240g, 12～13 周;购自北京华阜康生物科技股份有限公司。

大鼠饲料购自中国人民解放军军事医学科学院;高脂饲料由北京华阜康生物科技股份有限公司提供。

2. 受试药物

AOS、ATF 由内蒙古民族大学蒙医药学院提供。原药材临床用法与用量:每日取 65g,水煎,煎液分 2～3 次口服。

二、实验方法

(一) 剂量与给药途径设计

1. 受试药物

AOS 大鼠实验时,按大鼠与人的等效剂量比为 6.3∶1,采用三个剂量,分别相当于人临床用量的 2 倍、1 倍及 0.5 倍。给药量分别为药粉 0.96、0.48、0.24 g/kg。给药途径为口服(灌胃),容量为 5 mL/kg,每日一次,均为上午 8:00～10:00 给药。

ATF　大鼠实验时,按大鼠与人的等效剂量比为 6.3∶1,采用三个剂量,分别相当于人临床用量的 2 倍、1 倍及 0.5 倍。给药量分别为药粉 0.48、0.24、0.12 g/kg。给药途径为口服(灌胃),容量为 5 mL/kg,每日一次,均为上午 8:00～10:00 给药。

二甲双胍　阳性对照药物,白色片剂,规格:0.5 g/片:成人每次 0.5 g,每日 2 次,或 0.85 g,每日 1 次。大鼠给药剂量为 0.105(0.089)g/kg(为人用量 6.3 倍,相当于人等效量),因此大鼠按 0.1 g/kg 剂量灌胃,给药容积为 5 mL/kg。

格列本脲　阳性对照药物,为白色片剂,规格:2.5 mg/片,口服一般用量为每日 5～10 mg,最大用量每日不超过 15 mg。大鼠给药剂量为 1.2 mg/kg(为人用量 6.3 倍,相当于人等效量),因此大鼠按 1.2 mg/kg 剂量灌胃,给药容积为 5 mL/kg。

2. 2 型糖尿病模型的确定标准

大鼠随机血糖及糖负荷 2 h 血糖均高于 11.1 moL/L,即认为已形成 2 型糖尿病。购回后由于 GK 大鼠空腹血糖升高不明显(在 4～8 moL/L),随机血糖有 1/2 在 11.1 moL/L,糖负荷 2 h 有 3/4 血糖在 11.1 moL/L 以上,因此随机血糖在 11.1 moL/L 以下大鼠给予高脂饲料诱导 4～5 周。145 只 GK 大鼠经 5 周的高脂饲料诱导,有 126 只(86.9%)大鼠随机血糖及糖耐量 2 h 血糖均高于 11.1 moL/L,即符合 2 型糖尿病模型。

(二) 分组与给药

将血糖值太高和太低的成模大鼠剔除,选取状态好的 60 只成模大鼠,按随机数字表法分组:正常对照组(NC)、模型组(MC)、二甲双胍组(ME)[100 mg/(kg·d)]、格列本脲(GLB)[1.2 mg/(kg·d)]、AOS 药高(AOS-H)[0.96 g/(kg·d)]、中(AOS-M)[0.48 g/(kg·d)]、低(AOS-L)[0.24 g/(kg·d)]剂量组,每组 10 只,各用药组均灌胃给药,模型组与对照组灌等量的生理盐水,每日 1 次,连续 8 周。

(三) 观察及检测指标

1. 各组大鼠一般状态

期间每日观察各组大鼠精神状态、活动、毛色、饮食、饮水、体重及大小便等有无改变。每周测定体重、进食量、饮水量 1 次。

2. 各组大鼠血糖动态变化测定

GK大鼠空腹血糖升高不明显，所以分别于给药第0、2、4、6、8周测定随机血糖（上午给药后30 min）；8周末（处死前）尾静脉取5 μL全血，用糖化血红蛋白仪测定糖化血红蛋白含量。

3. 糖耐量测定

与给药前、第一次给药及给药8周后（处死之前），测定灌胃葡萄糖耐量（OGTT），即前一天晚上断食不断水，更换垫料，断食16 h后，固定待测GK大鼠，采血针刺破尾端静脉取血一滴，用罗氏血糖仪检测0点血糖值，灌胃葡萄糖（2.5 g/kg）后30、60、120 min血糖值（各时间点检测时重新刺破采血）。

于给药第6周进行非禁食情况下（上午8:00）灌胃给药，分别于给药前及给药后60 min和120 min眼球取血用血糖仪测定血糖，同时分离血清测定0、60、120 min的血清胰岛素和C肽变化情况，目的是观察药物对胰岛素、C肽释放的影响及与血糖关系。

4. 肝、肾功能及血生化检测

给药8周后，禁食16 h，用10%水合氯醛以3 mL/kg剂量腹腔注射麻醉大鼠，经腹主动脉取血于采血管中，静置2 h后，3 000 r/min离心20 min，取上层血清于EP管中，并存放于−80℃冰箱中备用。

用全自动生化分析仪测定血清中尿酸、尿素、肌酐、总胆固醇、甘油三酯、高密度脂蛋白胆固醇、低密度脂蛋白胆固醇、丙氨酸氨基转移酶、天门冬氨酸氨基转移酶、总胆红素、白蛋白、总蛋白等含量（活性）。

5. 血清胰岛素、C-肽和糖化血清蛋白测定

放免法测定血清中胰岛素含量、ELISA法检测大鼠血清中糖化血清蛋白（GSP）和C-肽含量。

6. 大鼠胰腺、肝脏、肾脏组织HE染色病理观察

各大鼠取血后，立即剖腹取胰腺、肝脏、肾脏（剥离肾脏表面的被膜及周围脂肪）、心脏组织，用滤纸吸干血液，并立即称重，固定于4%多聚甲醛中（72 h以上）。将肾脏取出固定液，作常规石蜡包埋，HE染色。将染色的组织切片置于OLYMPUS BX50高倍纤维镜下观察并用病理图像分析系统记录组织形态改变。

7. 大鼠肝脏、肾脏组织免疫组化染色观察NF-κB蛋白表达

上述肝肾石蜡包埋组织，切成3 μm防脱薄片，60℃烤箱过夜，常规脱水。BSA封闭1 h，加入一抗，4℃过夜。2% H_2O_2 孵育10 min，加入HPR标记的二抗，DAB显色，苏木素复染，封片。切片置于OLYMPUS BX50高倍显微镜观察。

(四) 统计分析方法

实验数据以均数±标准差($\overline{x}\pm s$)表示,用 SPSS17.0 版软件对数据进行分析,分析方法为单因素方差分析,以 $P<0.05$ 为差异具有统计学意义。

三、结果

(一) 各组大鼠一般状态

正常对照组大鼠活动自如,反应机敏,毛色白而有光泽,大便成形,色泽正常;GK 对照组大鼠(模型)活动自如,但反应迟钝,毛色发黄无光泽,随着时间推移,毛色变黄和反应迟钝更明显,大便成形,色泽正常;各用药组大鼠毛色变黄减轻,有一定色泽,反应迟钝现象减轻,大便成形,色泽正常,未见脓血便或腹泻,鼻、眼、口腔无异常分泌物等情况。

(二) 体重动态观察

在给药前 3 周各组 GK 大鼠体重增长趋势与正常对照组大鼠一致,但给药 4 周后各 GK 大鼠增长延缓,随周龄增加体重增长缓慢,明显低于正常对照组;与 GK 模型组比较,各给药组大鼠对体重增长趋势无明显变化,与模型组呈完全平行的增长曲线(见图 9-1)。

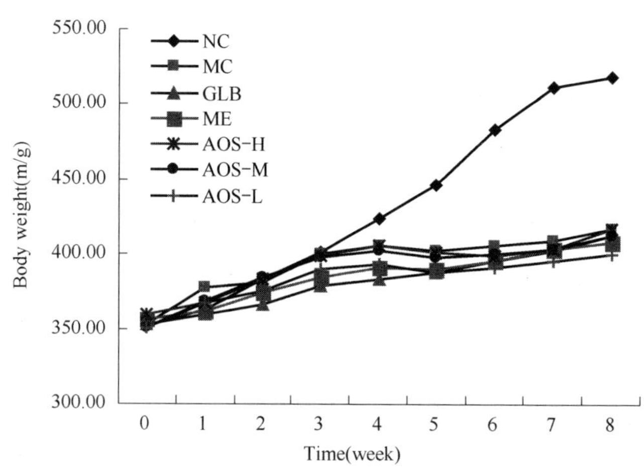

图 9-1 各组大鼠不同时间的体质量

(三) 各组大鼠摄食量动态观察

按每千克体重进食量计算,在观察期间,正常对照组大鼠摄食量随着周龄的增加,其摄食量有一定降低趋势,但不明显;与正常大鼠比较,糖尿病模型大鼠摄食量明显增加;与模型组比较,各给药组大鼠摄食量有一定程度降低(见图 9-2)。

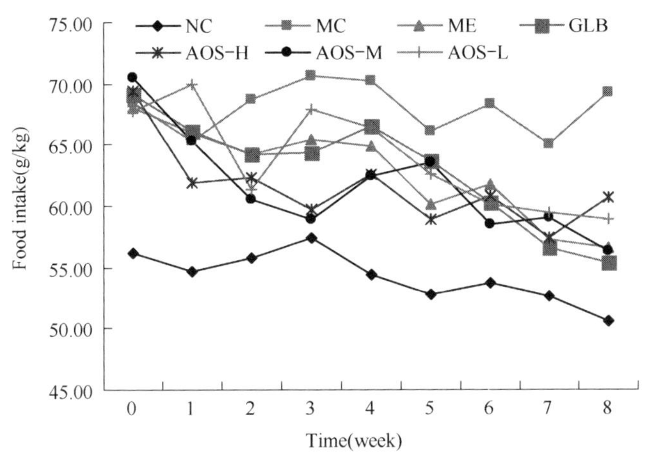

图 9-2 各组大鼠不同时间的摄食量

(四) 各组大鼠饮水量动态观察

正常对照组大鼠饮水量为 77～84 mL/kg,无明显变化;模型对照组大鼠饮水量明显高于正常对照组大鼠,随着时间推移,其饮水量也增加,观察 4 周时,饮水量达高峰;与模型对照组大鼠比较,各给药组大鼠饮水量有不同程度降低,其中二甲双胍组和格列本脲组大鼠饮水量降低最明显,给药 1 周就明显减少,并始终保持较低水平;AOS 中、高剂量组大鼠饮水量自给药 1 周起就明显降低,随着时间推移,其饮水量有所增加,但明显低于模型对照组,AOS 低剂量组大鼠饮水量也降低,但不明显(见图 9-3)。

(五) 各组大鼠随机血糖动态观察

给药前所有 GK 大鼠随机血糖水平均明显高于正常对照组,给药期间正常组大鼠随机血糖水平比较平稳,基本无变化;给药 8 周期间,模型对照组大鼠随机血糖水平随着时间推移逐渐升高;各给药组大鼠随机血糖水平有不同程度降低,其中,格列本脲组和二甲双胍组大鼠随机血糖水平降低最明显($P<0.01$),有明显的时间效应关系;AOS 低、中、高剂量组大鼠随机血糖水平也明显降低,其中在给药

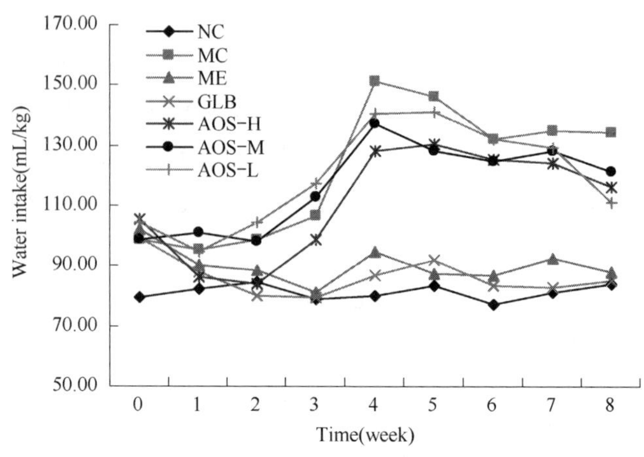

图 9-3 各组大鼠不同时间的饮水量

4 周时，降低效果最好，随机血糖水平与格列本脲组及二甲双胍组接近，但在 6～8 周随机血糖水平又有所升高，但明显低于模型对照组（$P<0.01$），AOS 各剂量组大鼠随机血糖水平之间无明显量效关系，血糖水平差异无统计学意义（$P>0.05$），但 AOS 中剂量组大鼠随机血糖降低效果更好（见表 9-1）。

表 9-1 各组大鼠随机血糖（$\bar{x}\pm s$，$n=10$） mmoL/L

组别	剂量(mg/kg)	0 周	2 周	4 周	6 周	8 周
NC	—	5.25±0.49	5.37±0.48	5.58±0.5	5.77±0.53	5.60±0.54
MC	—	13.45±1.57**	14.39±2.33**	14.84±1.88**	16.09±2.28**	17.49±2.88**
GLB	1.2	13.57±1.52**	11.31±2.11**△	9.756±1.88*△△	9.41±1.64**△△	9.07±1.07**△△
ME	100	13.31±2.95**	10.95±3.43**△	10.32±2.88**△△	10.65±2.79**△△	9.81±1.67**△△
AOS-L	240	13.87±2.55**	12.39±3.28**	11.65±4.63**△	13.87±2.23**△	12.39±1.97**△△
AOS-M	480	13.97±2.70**	11.44±4.46**	9.26±2.94**△△	11.76±4.45**△△	11.1±3.85**△△
AOS-H	960	13.65±2.48**	12.01±3.81**	10.43±3.56**△△	12.93±3.98**△	11.58±3.02**△△

注：与 NC 比较，△ $P<0.05$，△△ $P<0.01$；与 MC 比较，* $P<0.05$，** $P<0.01$

（六）各组大鼠糖化血红蛋白（HbA1c）和糖化血清蛋白（GSP）含量

从表 9-2 可见，模型组大鼠糖化血红蛋白和糖化血清蛋白均明显高于正常对照组；与模型组比较，二甲双胍组和格列本脲组大鼠血清中的 HbA1c 和 GSP 明显下降($P<0.01$),特别是GSP降低更明显,接近正常对照组;AOS低、中、高剂量组大鼠血清中HbA1c和GSP水平明显低于模型组,AOS中、高剂量组降低效果更明显,但各剂量AOS组大鼠HbA1c和GSP水平比较差异无统计学意义($P>0.05$)。

表9-2 各组大鼠糖化血红蛋白和糖化血清蛋白水平($\bar{x}\pm s$, $n=10$)

组别	剂量(mg/kg)	糖化血红蛋白(%)	糖化血清蛋白(μmoL/L)
NC	—	3.65±0.18	26.87±9.03
MC	—	6.02±0.69△△	53.08±11.57△△
GLB	1.2	4.92±0.57△△**	33.28±12.55**
ME	100	4.82±0.49△△**	31.87±9.60**
AOS-L	240	5.63±0.52△△	45.15±11.78△△*
AOS-M	480	5.22±0.58△△*	37.69±10.60△△**
AOS-H	960	5.09±0.68△△*	41.01±16.53△△**

注:与NC比较,△△ $P<0.01$;与MC比较,* $P<0.05$,** $P<0.01$

(七)各组大鼠糖耐量(OGTT)

表9-3为给药前各组大鼠糖耐量结果,各组GK大鼠糖耐量各点血糖值均明显高于正常对照组,空腹16h后GK大鼠血糖值虽然高于正常大鼠血糖值,但升高并不特别明显,而糖负荷后,GK大鼠各点血糖值均明显升高,以糖负荷60min达高点,糖负荷120min后血糖值有所下降,但仍明显高于正常对照组。

表9-3 给药前各组大鼠糖耐量结果($\bar{x}\pm s$, $n=10$) mmoL/L

组别	0min	30min	60min	120min
NC	4.33±0.54	6.48±0.54	6.72±0.70	5.36±0.53
MC	5.66±0.58△△	16.16±1.73△△	16.74±1.59△△	13.77±0.96△△
GLB	5.61±0.97△△	16.72±1.51△△	17.17±1.88△△	13.93±1.37△△
ME	5.93±0.69△△	16.47±1.32△△	17.12±1.32△△	13.95±1.70△△
AOS-L	5.63±1.51△△	16.48±1.49△△	16.81±1.92△△	13.40±1.73△△
AOS-M	5.89±0.91△△	16.22±2.07△△	17.02±1.81△△	13.75±1.93△△
AOS-H	5.68±1.13△△	15.97±2.17△△	16.69±2.04△△	13.60±2.54△△

注:与NC比较,△△ $P<0.01$

表 9－4 为第一次给药进行的葡萄糖耐量实验结果，在禁食 16 h 后进行灌胃给药，给药后 30 min 进行糖负荷。结果与模型组比较，各药物对葡萄糖负荷后的血糖升高均有不同程度的降低。在糖负荷 30 min 以 AOS 高、中剂量组降低幅度最高，其次是 AOS 低剂量组和格列本脲组，二甲双胍组降低不明显；在糖负荷 60 min 各组血糖值均明显低于模型组，AOS 高、中剂量组降低幅度最高，其次是 AOS 低剂量组、格列本脲组，二甲双胍组降低不明显；在糖负荷 120 min 各组血糖值均明显低于模型组，以格列本脲组血糖降低幅度最大，其次是 AOS 高、中剂量组。AOS 给药组大鼠各点血糖值及血糖升高速度和幅度均明显低于模型组，特别是 AOS 中、高剂量组作用更明显（$P<0.01$），在降糖幅度上与格列本脲组相近，但降糖速度上早于格列本脲组，即 AOS 给药 30～60 min 血糖明显降低。而格列本脲给药 120 min 血糖降低明显。在改善糖耐量上优于二甲双胍。AOS 高剂量和中剂量作用差异不明显。

表 9－4 各组第一次给药糖耐量结果（$\bar{x}\pm s$, $n=10$） mmoL/L

组别	0 min	30 min	60 min	120 min
NC	4.66±0.35	6.59±0.40	6.92±0.48	5.29±0.46
MC	5.98±0.87$^{\triangle\triangle}$	15.68±1.35$^{\triangle\triangle}$	16.72±1.65$^{\triangle\triangle}$	13.30±0.96$^{\triangle\triangle}$
GLB	5.97±0.66$^{\triangle\triangle}$	14.53±1.14$^{\triangle\triangle}$	13.04±1.08$^{\triangle\triangle**}$	7.72±1.15$^{\triangle\triangle**}$
ME	5.90±0.85$^{\triangle\triangle}$	15.10±1.33$^{\triangle\triangle}$	14.70±1.37$^{\triangle\triangle*}$	12.15±1.41$^{\triangle\triangle*}$
AOS－L	5.85±0.59$^{\triangle\triangle}$	14.02±1.31$^{\triangle\triangle*}$	12.70±1.48$^{\triangle\triangle**}$	10.71±1.16$^{\triangle\triangle**}$
AOS－M	5.91±0.71$^{\triangle\triangle}$	13.50±2.06$^{\triangle\triangle*}$	11.76±1.94$^{\triangle\triangle**}$	8.56±1.16$^{\triangle\triangle**}$
AOS－H	5.80±0.71$^{\triangle\triangle}$	13.79±1.31$^{\triangle\triangle*}$	12.04±1.60$^{\triangle\triangle**}$	9.11±1.54$^{\triangle\triangle**}$

注：与 NC 比较，$^{\triangle\triangle}P<0.01$；与 MC 比较，$^{*}P<0.05$，$^{**}P<0.01$

表 9－5 为给药 8 周末各组大鼠口服糖耐量结果，其糖负荷后各点血糖值变化趋势与第一次给药后糖耐量结果基本一致。

表 9－5 给药 8 周各组大鼠糖耐量结果（$\bar{x}\pm s$, $n=10$） mmoL/L

组别	0 min	30 min	60 min	120 min
NC	4.62±0.53	6.59±0.61	6.91±0.70	5.48±0.74
MC	5.64±0.29	16.1±1.73$^{\triangle\triangle}$	15.84±1.59$^{\triangle\triangle}$	15.31±1.5$^{\triangle\triangle}$
GLB	5.84±0.97	14.47±1.33$^{\triangle\triangle*}$	137.71±1.79$^{\triangle\triangle**}$	9.11±2.05$^{\triangle\triangle**}$

（续表）

组别	0 min	30 min	60 min	120 min
ME	5.98±0.42	13.15±1.84$^{\triangle\triangle**}$	13.89±1.32$^{\triangle\triangle**}$	10.35±1.03$^{\triangle\triangle**}$
AOS-L	5.67±0.64	12.43±3.00$^{\triangle\triangle**}$	10.81±1.71$^{\triangle\triangle**}$	9.30±1.83$^{\triangle\triangle**}$
AOS-M	5.63±0.50	11.05±2.74$^{\triangle\triangle**}$	10.02±2.36$^{\triangle\triangle**}$	8.12±1.13$^{\triangle\triangle**}$
AOS-H	5.71±0.43	12.81±2.14$^{\triangle\triangle**}$	11.56±2.08$^{\triangle\triangle**}$	10.19±1.90$^{\triangle\triangle**}$

注：与 NC 比较，$^{\triangle\triangle}P<0.01$；与 MC 比较，$^{*}P<0.05$，$^{**}P<0.01$

（八）各组大鼠空腹血清胰岛素和 C-肽含量

表 9-6 为给药 8 周后空腹血清胰岛素和 C-肽含量，可见正常组大鼠空腹血清胰岛素和 C-肽含量均高于各组 GK 糖尿病大鼠（$P<0.05$），GK 大鼠空腹血清胰岛素各组间无统计学差异；与模型组比较，格列本脲和 AOS 中剂量组大鼠空腹血清 C-肽含量明显升高（$P<0.05$），AOS 高、低剂量和二甲双胍组与模型组间无统计学差异。

表 9-6 给药 8 周各组大鼠空腹血清胰岛素和 C-肽含量水平（$\bar{x}\pm s$，$n=10$）

组别	给药剂量 (mg/kg)	胰岛素含量 (pg/mL)	C-肽 (pg/mL)
NC	—	752.05±198.40	268.16±25.40
MC	—	593.56±163.45$^{\triangle}$	227.17±14.78$^{\triangle\triangle}$
GLB	1.2	618.75±171.48$^{\triangle}$	256.47±21.42*
ME	100	608.23±170.73$^{\triangle}$	235.42±15.32$^{\triangle}$
AOS-L	240	583.88±165.37$^{\triangle}$	223.56±31.98$^{\triangle\triangle}$
AOS-M	480	559.85±104.60$^{\triangle\triangle}$	248.77±28.63*
AOS-H	960	568.13±154.76$^{\triangle\triangle}$	240.98±30.06

注：与 NC 比较，$^{\triangle}P<0.05$，$^{\triangle\triangle}P<0.01$；与 MC 比较，$^{*}P<0.05$

（九）各组大鼠非空腹血糖与血清胰岛素和 C-肽含量

表 9-7 可见，正常对照组和模型对照组眼球取血后血糖值均有不同程度升高，且模型组升高更明显，可能是由于眼球取血对大鼠应激性刺激使血糖升高；而格列本脲组及 AOS 各剂量组大鼠血糖并未升高，反而有不同程度降低，60 min 血

糖降低百分率 AOS 中剂量组更明显，其次是格列本脲组；120 min 血糖降低百分率 AOS 中剂量组与格列本脲组相近，其次为 AOS 高、低剂量组。发现大鼠 0 min 血糖越高，AOS 对其降低作用越明显。

表 9-7 AOS 对 GK 大鼠非糖负荷血糖的影响($\bar{x}\pm s$, $n=10$) mmoL/L

组别	0 min	60 min	120 min	60 - 0	120 - 0	60 min (↑%)	120 min (↑%)
CN	5.31±0.55	5.77±0.43	5.66±0.64	0.46±0.05	0.35±0.07	8.51	6.60
MC	14.28±2.99△△	17.18±0.94△△	16.28±3.41△△	2.94±0.12△△	2.10±0.08△△	20.58	14.71
GLB	11.23±2.28△△**	10.19±2.18△△**	8.86±2.09△△**	−1.07±0.08△△**	−2.37±0.26△△**	−9.53	−21.10
AOS - H	12.13±1.95△△*	11.17±1.11△△**	9.72±1.424△△**	−0.90±0.27△**	−2.41±0.07△△**	−7.44	−17.64
AOS - M	11.04±2.82△△**	9.28±1.10△△**	8.74±0.82△△**	−1.76±0.09△△**	−2.30±0.11△△**	−15.94	−20.83
AOS - L	12.41±2.85△△*	11.51±2.27△△**	10.68±1.69△△**	−0.90±0.12△**	−1.73±0.79△△**	−7.25	−13.94

注：与 NC 比较，△△ $P<0.01$；与 MC 比较，* $P<0.05$，** $P<0.01$

表 9-8、9-9 为给药前后血清胰岛素和 C-肽水平的变化，可见正常组胰岛素和 C 肽水平随着血糖升高而增加，以 120 min 增加更明显；而模型对照组胰岛素和 C 肽水平升高不明显；格列本脲组和 AOS 各剂量组均能升高血清胰岛素和 C 肽水平，并且与血糖呈负相关；与给药 0 min 比较，给药后 120 min 血糖降低百分率更明显，同时 120 min 血清胰岛素与 C 肽升高百分率也相应明显，格列本脲组与 AOS 各组之间无明显差异，但 AOS 中、低剂量组更好。但对胰岛素促释放量 AOS 各组提高百分率明显高于格列本脲组，以 120 min 更明显($P<0.01$)。对 C 肽促释放提高百分率 AOS 组与格列本脲组之间差异不明显($P>0.05$)。

表 9-8 AOS 对 GK 大鼠非糖负荷血清胰岛素含量的影响($\bar{x}\pm s$, $n=7$) μg/L

组别	0 min	60 min	120 min	60 - 0	120 - 0	60 min (↑%)	120 min (↑%)
CN	1.00±0.35	1.31±0.18	1.35±0.15	0.32±0.25	0.36±0.23	32.56	36.3

（续表）

组别	0 min	60 min	120 min	60－0	120－0	60 min（↑%）	120 min（↑%）
MC	0.86±0.35	0.82±0.32△△	1.01±0.45△	0.03±0.31△△	0.15±0.54	0	17.09
GLB	0.65±0.47	0.92±0.46	1.16±0.54	0.27±1.18	0.51±1.05	41.45	78.89
AOS－H	0.59±0.18△	0.61±0.22△△	1.33±0.45	0.02±0.27△△	0.75±1.02	3.75	127.24
AOS－M	0.42±0.22△*	0.68±0.31△	1.07±0.34△	0.26±0.46	0.66±0.36	63.37	158.79
AOS－L	0.32±0.18△△*	0.52±0.23△△	0.93±0.86△	0.20±0.34	0.61±0.79	64.24	193.35

注：与NC比较，△ $P<0.05$；与MC比较，* $P<0.05$，** $P<0.01$

表9－9　AOS对GK大鼠非糖负荷血清C－肽含量的影响（$\bar{x}\pm s$，$n=10$）　pg/mL

组别	0 min	60 min	120 min	60－0	120－0	60 min（↑%）	120 min（↑%）
CN	219.98±20.10	253.24±16.37	305.32±12.69	34.00±5.63	86.34±9.53	15.52	39.27
MC	182.16±10.61△	224.93±28.47△	252.74±22.37△	42.77±7.53	70.58±6.54	23.51	38.78
GLB	203.61±11.76	250.05±11.41*	311.75±14.95**	46.44±8.32	108.34±10.34△△**	22.81	52.20
AOS－H	194.92±22.08	260.18±15.61**	297.64±29.20**	65.25±6.34△△*	103.56±10.13△**	33.51	53.09
AOS－M	192.66±24.87△	259.85±20.15**	295.00±28.65*	67.19±9.54△△*	103.67±11.58△**	67.19	53.65
AOS－L	190.54±19.61△	263.31±12.14**	287.29±20.62	72.77±8.34△△**	91.84±12.75*	37.89	47.89

注：与NC比较，△ $P<0.05$，△△ $P<0.01$；与MC比较，* $P<0.05$，** $P<0.01$

表9－7、9－8、9－9为给药第6周进行非禁食情况下（上午8:00）灌胃给药，分别于给药前及给药后60 min和120 min眼球取血用血糖仪测定血糖，同时分离血清测定0、60、120 min的血清胰岛素和C－肽变化情况，目的是观察AOS对胰

岛素、C 肽释放的影响及与血糖关系。

（十）各组大鼠血生化指标

1. 肝功能指标

表 9－10 结果显示血清酶活性，与正常组比较，模型组大鼠血清丙氨酸氨基转移酶(ALT)和天门冬氨酸氨基转移酶(AST)活性升高非常显著($P<0.01$，$P<0.05$)；与模型组比较，AOS 高、中、低剂量组和二甲双胍组 ALT 活性降低显著($P<0.01$)，但格列本脲组血清 ALT 活性与模型组无差异；AOS 低剂量组能明显降低血清 AST 活性，与二甲双胍($P<0.05$)一致，但 AOS 高、中剂量组血清 AST 活性与模型组无统计学意义($P<0.05$)；各组间 TBIL 差异无统计学意义($P>0.05$)。

表 9－10 AOS 对 GK 大鼠血清 ALT、AST 和 TBIL 的影响($\bar{x}\pm s$，$n=10$)

组别	给药剂量(mg/kg)	ALT(U/L)	AST(U/L)	TBIL(μmoL/L)
CN	—	40.71±4.45	83.50±8.15	6.53±0.42
MC	—	57.10±8.79△△	93.91±13.88△	6.22±0.49
GLB	1.2	52.47±11.11△△	77.13±17.78*	6.02±0.47
ME	100	47.02±6.40**	80.89±7.94**	6.05±0.43
AOS－H	960	47.51±8.27**	99.20±8.48△△	6.02±0.42
AOS－M	480	45.55±5.76**	100.72±5.07△△	6.28±0.41
AOS－L	240	47.06±8.67**	80.71±1.48**	6.25±0.40

注：与 NC 比较，△ $P<0.05$，△△ $P<0.01$；与 MC 比较，* $P<0.05$，** $P<0.01$

表 9－11 结果显示血清中总蛋白(TP)、白蛋白(ALB)、球蛋白(GLO)和白蛋白/球蛋白(ALB/GLO)：与正常组比较，模型组与 AOS 高、中剂量组大鼠血清 TP 和 GLO 显著升高($P<0.01$)，而 ALB/GLO 显著降低($P<0.05$)，各组 ALB 值差异无统计学意义($P>0.05$)；与模型组比较，AOS 高剂量组 TP、ALB 显著升高($P<0.05$)，各药物干预组 ALB/GLO 与模型组比较差异无统计学意义($P>0.05$)。

2. 肾功能指标

由表 9－12 可知，模型组大鼠血清尿素(UREA)、肌酐(CRE)、尿酸(UA)和 C－

表 9-11 AOS 对 GK 大鼠血清中蛋白含量的影响($\overline{x}\pm s$，$n=10$)

组别	给药剂量 (mg/kg)	TP (g/L)	ALB (g/L)	GLO (g/L)	ALB/GLO
CN	—	59.20±2.57	34.45±1.10	24.80±1.62	1.39±0.07
MC	—	62.40±3.66△△	34.62±1.58	27.70±2.45△△	1.25±0.08△
GLB	1.2	61.30±2.83	34.95±1.41	26.00±1.89	1.34±0.07
ME	100	59.90±2.42	34.15±0.90	25.80±2.15	1.34±0.12
AOS-H	960	65.00±2.16△△*	35.93±1.18*	29.20±2.94△△	1.25±0.16△
AOS-M	480	62.90±2.88△△	34.92±1.42	27.90±3.03△△	1.25±0.16△
AOS-L	240	60.50±1.90	34.57±1.10	25.90±1.37	1.34±0.10

注：与 NC 比较，△ $P<0.05$，△△ $P<0.01$；与 MC 比较，* $P<0.05$

反应蛋白(C-reactive protein，CRP)均高于正常对照组($P<0.05$，$P<0.01$)；与模型组比较：血清尿素含量格列本脲组和二甲双胍组明显降低($P<0.05$)，各组AOS 血清尿素含量与模型组无差异；血清中肌酐含量各给药组均低于模型组，以格列本脲组最低($P<0.01$)，其次是 AOS 高、中、低剂量组($P<0.05$)，二甲双胍组也有降低趋势，但与模型组比较无统计学差异($P>0.05$)：AOS 高、中、低剂量与格列本脲能明显降低血清中尿酸含量($P<0.05$，$P<0.01$)，二甲双胍也能降低血清尿酸含量，但与模型组无差异($P>0.05$)；各药物治疗组血清 CRP 含量与模型组无差异($P>0.05$)。

表 9-12 AOS 对 GK 大鼠血清中 UREA、CRE、UA 及 CRP 的影响($\overline{x}\pm s$，$n=10$)

组别	UREA (mmoL/L)	CRE (μmoL/L)	UA (μmoL/L)	CRP (mg/L)
CN	5.10±1.20	40.67±11.74	203.22±89.26	22.82±0.64
MC	7.27±1.25△△	49.36±16.88△	285.53±94.91△△	23.31±0.48△△
GLB	6.88±1.20*	37.50±3.57**	168.20±24.17**	23.36±0.15△△
ME	6.49±0.72△△*	42.70±3.97	238.70±42.04	23.50±0.31△△
AOS-H	6.96±0.51△△	39.00±3.89*	164.20±32.12**	23.31±0.32△△
AOS-M	7.48±0.70△△	41.30±6.91*	207.90±32.62*	23.44±0.22△△
AOS-L	7.20±0.61△△	39.00±5.24*	198.58±36.26*	23.46±0.25△△

注：与 NC 比较，△ $P<0.05$，△△ $P<0.01$；与 MC 比较，* $P<0.05$，** $P<0.01$

3. 各组大鼠血脂含量

由表 9－13 可见，GK 模型组大鼠血清总胆固醇（CHO）和高密度脂蛋白（HDL－C）明显高于正常对照组（$P<0.01$），而甘油三酯（TG）低于正常对照组（$P<0.05$），低密度脂蛋白（LDL－C）与正常对照组无明显差异；各药物干预组大鼠血脂各指标有不同程度的降低，以格列本脲效果最明显；AOS 低剂量可明显降低血清 CHO、TG 和 HDL－C，降低程度与格列本脲相近，与模型组比较（$P<0.01$，$P<0.05$），AOS 低剂量对 LDL－C 也有降低趋势，但模型组比较差异无统计学意义（$P>0.05$）。

表 9－13 AOS 对 GK 大鼠脂代谢的影响（$\bar{x}\pm s$，$n=10$） mmoL/L

组别	TG	CHO	LDL－C	HDL－C
CN	0.62±0.19	1.74±0.27	0.24±0.05	1.08±0.19
MC	0.52±0.14△	2.34±0.17△△	0.22±0.05	1.64±0.22△△
GLB	0.37±0.09△△**	2.00±0.27△△**	0.14±0.05△△*	1.53±0.20△△*
ME	0.49±0.13△	2.19±0.17△△	0.19±0.03△	1.51±0.13△△*
AOS－H	0.53±0.11△	2.23±0.13△△	0.25±0.05	1.53±0.12△△*
AOS－M	0.42±0.08△△*	2.26±0.25△△	0.26±0.07	1.54±0.16△△*
AOS－L	0.36±0.07△△**	2.07±0.11△△**	0.20±0.03△	1.47±0.12△*

注：与 NC 比较，△$P<0.05$，△△$P<0.01$；与 MC 比较，*$P<0.05$，**$P<0.01$

（十一）各组大鼠胰腺、肝脏和肾脏组织病理观察

1. 各组大鼠胰腺病理观察

同源 Wistar 正常对照组大鼠胰岛为圆形、椭圆形细胞团，与周围组织界限清晰，形态规则，胰岛数及胰岛内细胞数较多，胰岛细胞胞质丰富，核圆且居中，未见明显异常（图 4A）；GK 模型大鼠胰岛与周围组织界限模糊不清，形态不规则，部分胰岛细胞完全萎缩，胞浆疏松或空泡化，间质明显增生，胰岛组织出现明显的纤维化（图 4B）；各药物干预组胰岛组织病变有不同程度改善，格列本脲（图 4C）与二甲双胍（图 4D）组大鼠胰岛也存在胰岛数量减少，形状不规则，胰岛内细胞数减少、体积缩小，与周围外分泌部组织混合等情况，但与模型组相比形态有所改善；AOS 高（图 4E）、中（图 4F）、低剂量（图 4G）组大鼠胰岛与周围组织界限较清晰，形态稍不规则，胰岛细胞排列基本整齐，细胞间质少量增生，同时可见散在胰岛细胞团块增

殖,特别是在血管周围出现胰岛细胞增殖现象,尤其是中剂量组胰岛细胞团块较多,胰岛体积较大,与周围组织分布界线较清晰,胰岛细胞排列较整齐,胰岛细胞增殖现象更明显(见图 9-4)。

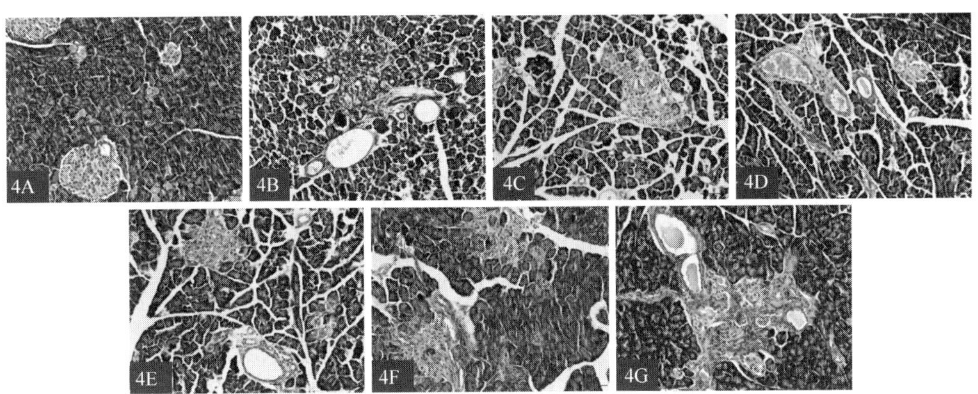

图 9-4　各组大鼠胰腺病理组织结构的影响

(图 4A: NC;图 4B: MC;图 4C: GLB;图 4D: ME;图 4E: AOS-H;图 4F: AOS-M;图 4G: AOS-L)

2. 各组大鼠肝脏病理观察

光镜下,正常对照组(图 5A)大鼠肝细胞排列规则,肝小叶结构清晰,肝细胞索明显地以小叶中央静脉为轴心,向周围呈放射状排列,但中央静脉周围有少量、散在、大小不等脂肪滴;模型组(图 5B)大鼠肝组织正常形态结构已基本消失,肝小叶内细胞索、肝窦结构紊乱,大部分细胞已脂肪变性,肝细胞胞质中出现大小不等脂滴空泡,少数细胞核被融合的大空泡挤向一边,细胞界限不清楚,并有少量炎症细

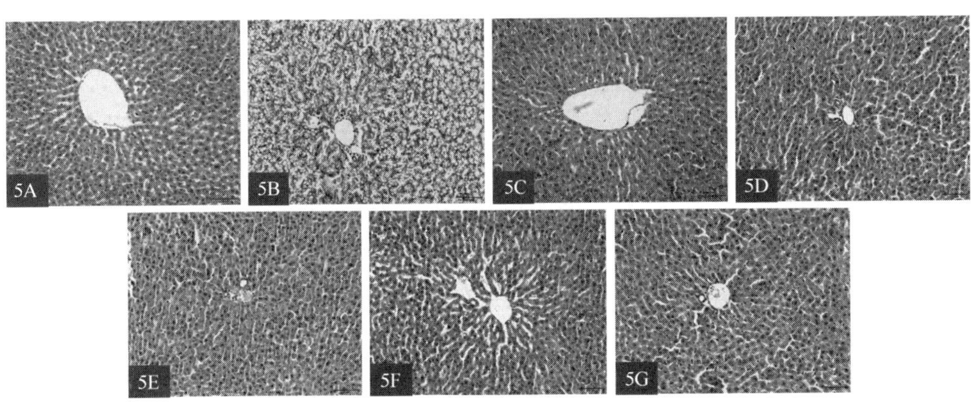

图 9-5　各组大鼠肝脏病理组织结构的影响

(图 5A: NC;图 5B: MC;图 5C: GLB;图 5D: ME;图 5E: AOS-H;图 5F: AOS-M;图 5G: AOS-L)

胞浸润和散在或片状出血点，可见少量索条状纤维组织增生；格列本脲组（图 5C）与二甲双胍（图 5D）组组织形态结构基本相似，肝损伤明显减轻，肝细胞呈放射状排列，肝细胞索结构清晰，但格列本脲组大鼠肝脏在中央静脉周围有少量、散在、大小不等脂肪滴，主要表现为肝细胞胞浆内空泡样变，二甲双胍组在中央静脉周围有少量炎症细胞浸润及少量纤维组织增生；AOS 高（图 5E）、中（图 5F）、低（图 5G）组各大鼠肝组织病理改变明显减轻，几乎接近正常，个别大鼠肝脏有轻度脂肪变，少量炎症细胞浸润及少量纤维组织增生（见图 9－5）。

3. 各组大鼠肾脏病理观察

正常组（图 6A）大鼠肾小球、肾小管、肾间质结构正常，周围未见炎性细胞浸润；模型组（图 6B）肾小球纤维化，肾小管间质炎细胞和淋巴细胞浸润，肾小球基底膜弥漫性增厚，肾小球系膜增厚，动脉壁增厚（玻璃样小动脉硬化），动脉、肾小球及间质周围出现无定形粉红色物质沉积（淀粉样沉积），格列本脲组（图 6C）与二甲双胍（图 6D）组大鼠肾小球、肾小管结构病理改变明显减轻，少量炎细胞浸润，个别肾小球有萎缩现象；AOS 高（图 6E）、低剂量（图 6F）组大鼠肾小球、肾小管结构改变较模型组明显减轻，少量炎细胞浸润，个别肾小球有萎缩，肾小球基底膜轻度增厚，肾小球囊腔轻度增宽；AOS 中剂量组（图 6G）肾小球、肾小管结构基本趋于正常，肾小管结构基本趋于正常，肾小球基底轻度增厚，周围未见炎性细胞浸润（见图 9－6）。

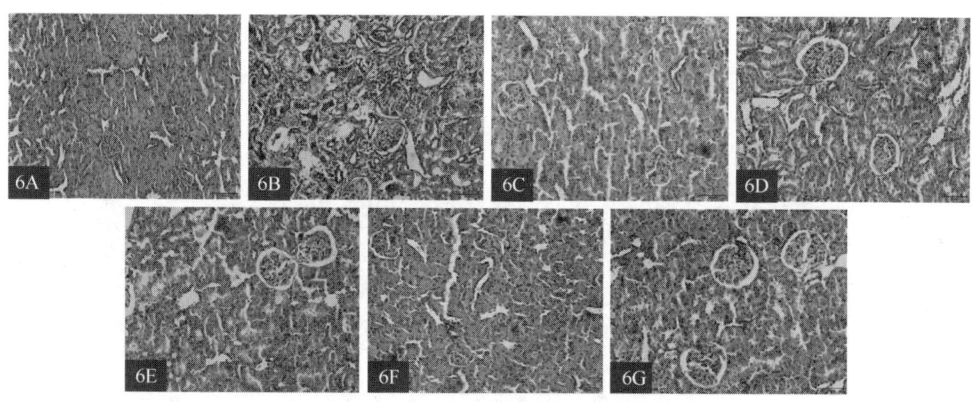

图 9－6 各组大鼠肾脏病理组织结构的影响

（图 6A：NC；图 6B：MC；图 6C：GLB；图 6D：ME；图 6E：AOS－H；图 6F：AOS－M；图 6G：AOS－L）

4. AOS 对 GK 大鼠肝、肾组织 NF－κB 蛋白表达的影响

由图 9－7、9－8 可见，正常组肝、肾组织只有少量散在的黄染颗粒，表明只

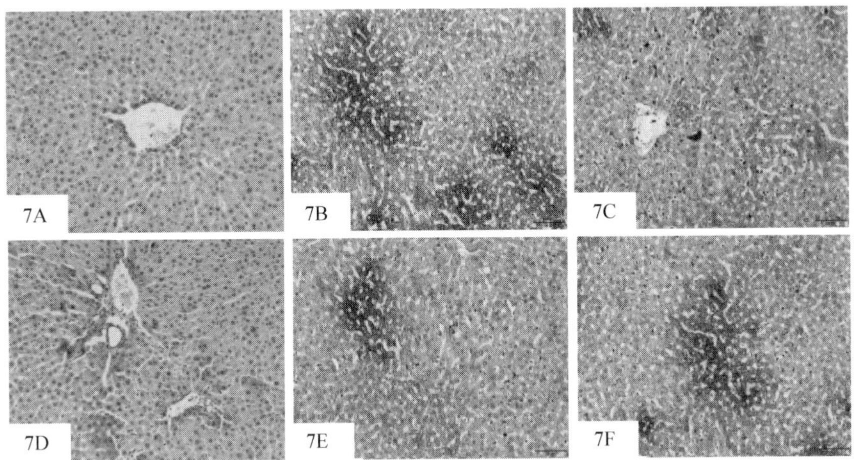

图 9-7 AOS 对 GK 大鼠肝组织 NF-κB 蛋白表达的影响

（图 7A：NC；图 7B：MC；图 7C：ME；图 7D：AOS-H；图 7E：AOS-M；图 7F：AOS-L）

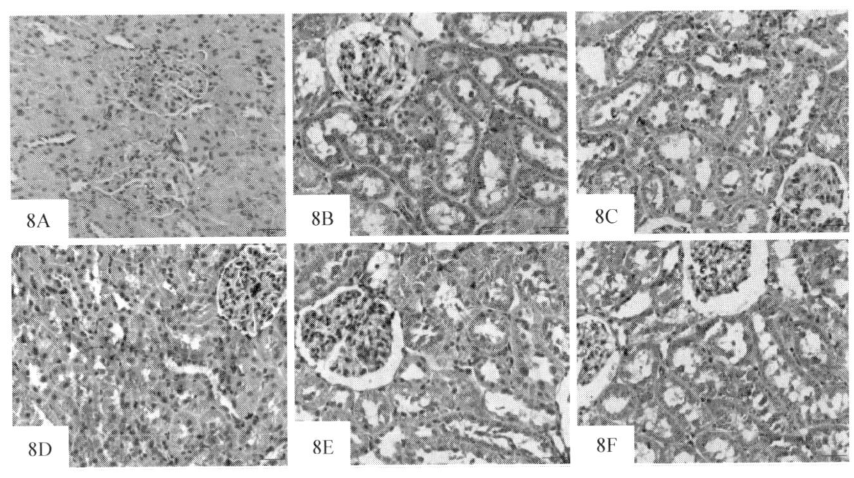

图 9-8 AOS 对 GK 大鼠肾组织 NF-κB 蛋白表达的影响

（图 8A：NC；图 8B：MC；图 8C：ME；图 8D：AOS-H；图 8E：AOS-M；图 8F：AOS-L）

有少量 NF-κB 蛋白表达，而模型组肝、肾组织可见大量黄染颗粒，表明 NF-κB 蛋白表达明显增强多为细胞浆均匀表达，少量细胞核着色。AOS 各剂量组 NF-κB 蛋白表达明显少于模型组，并有剂量依赖性，AOS 高剂量组 NF-κB 蛋白表达与二甲双胍相当。AOS 对肝和肾组织 NF-κB 蛋白表达影响趋势抑制。

四、分析与讨论

AOS有明显的降低随机血糖、餐后血糖，改善胰岛素抵抗作用，血糖越高，AOS降糖效果越好，对血糖波动起稳定作用，对组织器官损伤起保护作用，具有良好的应用前景。根据AOS作用特点及药物应用经济学和药物毒理学原理，建议AOS应用时以中、低剂量为好。

（一）GK大鼠来源及特点

自发性糖尿病动物模型GK大鼠是1973年在日本仙台由Goto及Kakizaki等人通过选择糖耐量处于上限的Wistar大鼠经10代以上反复交配，形成自发性非肥胖2型糖尿病鼠种，简称GK大鼠(Goto-Kakizaki Rat)。GK大鼠是典型的自发性2型糖尿病动物模型，与人类2型糖尿病发病因素及病程尤为相似，是研究2型糖尿病病因和发病机制的首选动物模型[1]，与人类2型糖尿病发病因素和病程特点尤为相似，在新药研究与开发中具有重要价值[2]。其主要特点为空腹血糖稍高，餐后血糖明显升高，胰岛功能不足、β细胞分泌减少、有明显胰岛素抵抗、血脂升高、不伴随肥胖，病程晚期出现糖尿病视网膜病变、神经血管病变等并发症。其易于饲养，死亡率低，在不注射胰岛素情况下，仍然可存活较长时间，GK大鼠在国外运用较为普遍，国内近些年研究有所增加。

（二）AOS作用特点

以沙蓬低聚糖低(240 mg/kg，相当临床人用量0.5倍)、中(480 mg/kg，相当临床人用量)、高(960 mg/kg，相当临床人用量2倍)剂量组干预GK大鼠，选用10只同源同周龄健康雄性Wistar大鼠作为正常对照组，同时设格列本脲和二甲双胍为阳性对照药。结果表明，实验用GK大鼠特点与文献报道一致，空腹12～16 h血糖略有升高，但随机血糖及糖负荷后血糖明显升高，糖化血红蛋白和糖化血清蛋白明显升高，糖耐量明显降低，胰岛素抵抗明显，后期体重明显低于正常大鼠，血脂升高，组织器官病理改变明显。目前对多糖类的降血糖作用研究主要集中在多糖成分，而对寡糖的降血糖作用研究尚较少[3]。

（三）AOS对GK大鼠糖代谢影响特点

精神状态、皮肤外观(动物)、摄食量和饮水量等一般表征能反映糖尿病的症状和严重程度及药物改善程度。采用AOS低、中、高剂量干预GK大鼠，观察其对一般表征及糖脂代谢的影响,结果表明,GK 大鼠一般表征和糖脂代谢特点与文献报道[4,5]一致。中、高剂量 AOS 能改善 GK 大鼠等一般状态,降低大鼠摄食量和饮水量,与格列本脲、二甲双胍相近;说明 AOS 对糖尿病病情、症状具有改善作用。目前,未见文献报道 AOS 对 GK 大鼠一般表征的影响。

测定血液中的 HbA1c 和 GSP 水平,是目前国内外学者较为公认的一种中长期监控糖尿病的"黄金指标",是了解糖尿病近期治疗效果好坏的一把"金钥匙"。HbA1c 水平反映的是机体近期 6～8 周平均血糖水平,而 GSP 水平反映的是近 2～3 周的平均血糖水平[6],因此,测定血液中 HbA1c 和 GSP 水平可用于临床追溯近 1～2 个月血糖平均水平、用药效果判断及指导用药[7]。长期高血糖状态下,机体内 HbA1c 和 GSP 产生明显增加,会导致血管内皮损伤及血管功能失调,是糖尿病血管并发症的起因。本实验中随机血糖水平与 HbA1c 和 GSP 含量呈正相关。说明 AOS 对 HbA1c 和 GSP 的产生有明显抑制作用,提示 AOS 对糖尿病血糖有良好的控制作用。血糖越高,AOS 降糖作用越明显。

(四) AOS 对 GK 大鼠血清胰岛素、C 肽含量及与血糖关系

2 型糖尿病患者胰岛素分泌特点是,第一时相项分泌消失,第二时相项分泌迟缓(峰值后移)[8,9]。研究证明 AOS 应用后第一时相项即能促进胰岛素分泌,提示其对糖尿病餐食血糖调节可能更好。

(五) AOS 对 GK 大鼠血脂指标的影响

2 型糖尿病以胰岛素抵抗(IR)为主要特征,IR 主要表现为机体对胰岛素的敏感性和反应性降低,使葡萄糖摄取及利用减少,以及胰岛素对外周脂肪分解的抑制作用降低,导致糖脂代谢紊乱。糖脂代谢紊乱是心血管疾病和多种慢性并发症产生的主要原因。目前临床上 OGTT 和 IAI 是评估胰岛素抵抗的良好指标[10],血脂检测的主要指标为 TC、TG、HDL－C 和 LDL－C。血液中的 HDL 与 TC 结合后变为 HDL－C,具有清洁血管的功能;而 LDL 与 TC 结合后成为 LDL－C,其过高可损害动脉,所以一般被认为是心血管疾病的主要原因之一。随着时间推移,GK 大鼠 CHO 和 HDL－C 水平明显高于正常对照组,而 TG 水平低于正常对照组,与文献报道[11,12]一致,是 GK 大鼠特征之一。

(六) AOS 对 GK 大鼠胰腺、肝脏和肾脏组织病理改变的影响

1. 胰腺病理观察

胰岛 β 细胞具有一定的自我复制和再生功能,且不需特定的祖细胞或干细胞

参与分化[13,14]，因此如何长期维持胰岛β细胞的数量和正常功能以及促进β细胞增殖已成为治疗糖尿病的关键因素之一[15,16]。有研究表明，维持胰岛细胞功能最直接有效的方法就是利用药物或其他因子在胰腺内刺激胰岛β细胞增殖或诱导其他细胞向胰岛β细胞转化[17]。通过显微镜观察胰岛组织病理形态结构发现，AOS可使糖尿病GK大鼠胰岛组织病变有不同程度改善，使胰岛体积增大，增加胰岛及胰岛细胞数量，特别是在血管周围出现散在胰岛细胞团块，认为AOS可促进胰岛细胞增殖。可能是AOS中的成分刺激胰岛β细胞增殖或诱导其他细胞向胰岛β细胞转化或抑制胰岛β细胞凋亡，值得深入研究。

2. 肝脏病理观察

总体看，沙蓬低聚糖对糖尿病肝损伤有抑制作用，特别是对肝细胞脂肪变有较好抑制作用，以AOS中剂量效果更好。

3. 肾脏病理观察

沙蓬低聚糖对糖尿病肾损伤有一定抑制作用，以沙蓬低聚糖中剂量组作用最明显。

4. AOS对GK大鼠肝、肾损伤的保护作用

2型糖尿病是以糖代谢紊乱为主要特征的内分泌代谢性疾病，可导致包括肝、肾损伤等多种并发症。糖尿病肝损伤的病理改变早期多表现为单纯性脂肪肝或非酒精性脂肪性肝炎[18]，后期进展为肝脏纤维化[19]。DN的病理改变早期肾小球肥大，肾小球基底膜增厚，系膜基质增宽，后期导致肾小球纤维化、硬化[20]。本实验应用AOS高、中、低剂量干预GK大鼠，考察了AOS对GK大鼠肝、肾功能及其病理组织改变的影响。结果显示，GK大鼠非常符合2型糖尿病特点，表现为明显胰岛素抵抗和肝、肾损伤，与文献报道一致[21,22]。实验结果表明，AOS高剂量组对血清ALT、AST降低，而对AST无影响，但AOS低剂量组对ALT和AST均能降低，总体看沙蓬低聚糖对肝功能影响不明显。AOS对血清中CRE及UA含量有一定的降低作用，但中剂量对CRE的影响与模型组间无统计学差异，因此AOS对肾功能损伤是否有抑制作用，有待进一步考察。

糖尿病肝肾损伤的确切机制不清，目前认为糖尿病使血糖升高，过多糖原贮积于肝、肾细胞内，产生糖基化产物，引起肝脏微血管病变，损害肝、肾功能，表现在肝酶活性的升高[23]及肾脏代谢产物排除减少而在血液中含量升高；同时细胞内葡萄糖升高，在醛糖还原酶和山梨醇脱氢酶共同催化下转化为山梨醇和果糖，最终导致细胞内山梨醇和果糖的堆积，二者使细胞内渗透压增加，细胞肿胀、受损，从而影响肝、肾功能和结构[24]。另一方面，2型糖尿病IR使胰岛素对糖、脂肪代谢的调节作用减弱，大量的游离脂肪酸和TG及非酶糖基化终（AGEs）产物蓄积沉着在细胞内，在线粒体内氧化，产生大量自由基可损伤线粒体，破坏生物膜的结构与功能，引起细胞膜损伤，导致肝脂肪变、肝纤维化及肾小球基底膜增生、肾脏的纤维化[25～28]。大量研究显示，炎症和免疫是糖尿病肝、肾损伤的重要发病机制之一，也是触发胰岛素抵抗和代谢疾病的相关因子。而 NF - κB 是炎症信号通路的关键因子，参与各种黏附分子、细胞因子等的转录调节。DM 状态下，TNF - α、IL - 6 等炎性介质增多，激活 NF - κB。活化的 NF - κB 增加上述炎症因子的转录，进一步扩大炎症效应，导致组织炎细胞浸润及组织纤维化。近年发现应用炎症抑制剂或/和 NF - κB 抑制剂能够明显改善胰岛素抵抗及其糖尿病并发症的发生发展[29]。本实验也发现在糖尿病模型组大鼠肝肾组织 NF - κB 蛋白表达明显上调，AOS 干预组能明显下调自发性 2 型糖尿病 GK 大鼠肝肾组织 NF - κB 蛋白表达明显，有剂量效应关系；同时 AOS 能降低随机血糖，对糖尿病肝、肾损伤有良好抑制作用或延缓其病情进展作用。其作用机制可能是 AOS 抑制 NF - κB 蛋白表达，减少炎性细胞因子的生成达到一定的抗炎作用[30]，从而发挥对肝肾组织的保护作用，确切机制有待深入研究。

五、结论

AOS 对自发性 2 型糖尿病 GK 大鼠有明显降低随机血糖、改善糖耐量、调节血脂水平和保护组织器官等作用，高、中、低剂量之间无明显量效关系，作用效果与格列本脲相近；其作用机制可能与促进胰岛素释放，促进胰岛细胞增生有关，但确切机制有待进一步研究。

第二节 沙蓬低聚糖对自发性 2 型糖尿病 db/db 小鼠的降血糖和肝脏保护作用机制研究

近年来，为了治疗糖尿病，越来越多副作用较少的降糖药引起了人们的关注，其中包括 AOS[31～35]。前期研究发现 AOS 能够改善 GK 大鼠肝肾功能[36]。本实验通过给与 db/db 小鼠不同剂量 AOS，观察 AOS 的降糖作用及其对肝损伤的抑制作用，并探讨可能机制，为 AOS 进一步研究和应用提供实验依据。

一、实验材料

(一) 药物与试剂

1. 受试药物

沙蓬提取物 AOS,由内蒙古民族大学蒙医药学院提供。药物性状：褐色(咖啡色)粉末,茶叶香味。1g 相当于原药材 14.4g。原药材临床用法与用量：每日取 65g,水煎,煎液分 2～3 次口服。

2. 对照药物

盐酸二甲双胍(MET) 本品为白色片剂,无味。购自天津亚宝药业科技有限公司。

3. 试剂

AST 测定试剂盒(批号：20150706),ALT 测定试剂盒(批号：20150712)购自北京瑞正善达生物工程技术有限公司;反转录试剂盒(批号：C11744－100)购自 Invitrogen 公司;GAPDH(批号：GTX627408)购自 Gene Tex 公司;p－IRS－2(批号：ab3690),PI3K(批号：ab32089),p－AKT(批号：ab8805),INS－R(批号：ab60946),Glut4(批号：ab654)购自 Abcam 公司;PPAR－γ(批号：sc－7273),辣根过氧化物酶标记的鼠抗(批号：140892),辣根过氧化物酶标记的兔抗(批号：100995)购自 Gaithersburg 公司;PVDF 膜(批号：K5EA5857D)购自 Milipore 公司;BCA 试剂盒(批号：122515160426)购自碧云天生物技术;RIPA 组织裂解液 R0020(批号：20160104)购自北京索莱宝科技有限公司。

(二) 试验仪器

FA2104N 电子天平(上海菁海仪器有限公司);5180R 高速低温离心机(德国 Eppendorf 公司);RODI－P 实验室超纯水制备系统(上海和泰仪器有限公司);BSC－1300IIA2 生物安全柜(上海博讯实业有限公司);罗氏血糖仪及试纸(德国罗氏诊断有限公司);TB718 生物组织自动石蜡包埋机(湖北泰维科技实业有限公司);RM2245 轮转式切片机(德国 Leica 公司);DGG－9140A 电热恒温鼓风干燥机(上海森信实验仪器有限公司);OLYMPUS BX5 高倍显微镜(日本奥林巴斯有限公司);HMIAS－2000 真彩病理图像分析系统(高腾科技有限公司)。

(三) 实验动物

SPF 级自发性 2 型糖尿病 db/db 小鼠 100 只,雌雄各半,体重 33～38g, 7～

8 周，SPF 级 db/m 小鼠，体重 18～22g，7～8 周，均购自常州卡文斯实验动物有限公司。每笼 6 只进行饲养。SPF 级实验动物饲料：^{60}Co 辐射实验动物颗粒饲料，南京贝斯弗饲料有限公司（见图 9－9）。

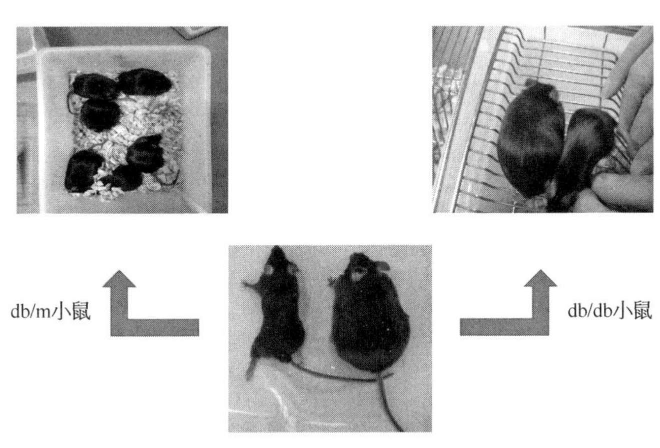

图 9－9 实验动物

二、实验方法

（一）剂量与给药途径设计

本次实验中受试药物剂量应用 AOS 中、低剂量（0.75、0.38g/kg，相当于人临床用量的 1 倍及 0.5 倍）（小鼠为人用量的 10 倍），给药途径为口服（灌胃），容量为 10mL/kg，每日一次，均为上午 8:00～10:00 给药。阳性对照药物，二甲双胍小鼠给药剂量为 0.16g/kg（为人用量 10 倍，相当于人等效量），灌胃给药，容积为 10mL/kg 阳性对照药物，格列本脲小鼠给药剂量为 2mg/kg（为人用量 10 倍，相当于人等效量），灌胃给药，容积为 10mL/kg。

（二）分组与给药

将符合成模标准的小鼠（剔除体重较低、体重较高血、血糖过高及血糖不稳定者），按随机数字表法分为 4 组，加上正常对照组共 5 组，分别为正常对照组（Control）、模型对照组（Model）、二甲双胍组（MET）、AOS 高剂量组（AOS－H）、AOS 低剂量组（AOS－L）。分组后，按设计灌胃给予相应药物，AOS－H、AOS－L 给药量分别 0.75、0.38g/kg[相当生药量 10.83g/(kg・d)，5.42g/(kg・d)]，给药容积为 10mL/kg；MET 以 0.16g/kg 剂量灌胃，给药容积为 10mL/kg（为人用量 10

倍，相当于人等效量)；Model 与 Control 每天灌胃同容积蒸馏水。各组均在上午 8:00～10:00 灌胃给药，每日 1 次，连续 8 周。

（三）2 型糖尿病模型的确定标准

小鼠随机血糖及糖负荷 2h 血糖均高于 16.7 mmoL/L，即认为已形成 2 型糖尿病模型。

（四）观察及检测指标

1. 各组小鼠一般状态

给药期间每日观察各组小鼠精神状态、活动、毛色、饮食、饮水、体重及大小便等有无改变。每周测定体重、进食量、饮水量 1 次；给药第 0、4、8 周测腹围和体长一次。

2. 各组小鼠血糖动态变化测定

由于 db/db 小鼠空腹血糖升高特别不稳定，所以分别于给药第 0、2、4、6、8 周测定随机血糖(上午给药后 30 min)；于给药前、第一次给药和给药 8 周禁食 14 h，尾静脉取血用罗氏血糖仪检测空腹血糖和糖耐量；8 周末(处死前)尾静脉取 5 μL 全血，用糖化血红蛋白仪测定糖化血红蛋白含量。

3. 糖耐量测定

葡萄糖耐量　分别于给药前、第一次给药及给药 8 周后(处死之前)，测定灌胃葡萄糖耐量，即前一日晚上断食不断水，更换垫料，断食 12～16 h 后，固定待测小鼠，眼科剪剪破鼠尾末端取血一滴，用罗氏血糖仪检测 0 点血糖值，灌胃葡萄糖(2.5 g/kg)后 30、60、120 min 血糖值(各时间点检测时重新剪破取血)。

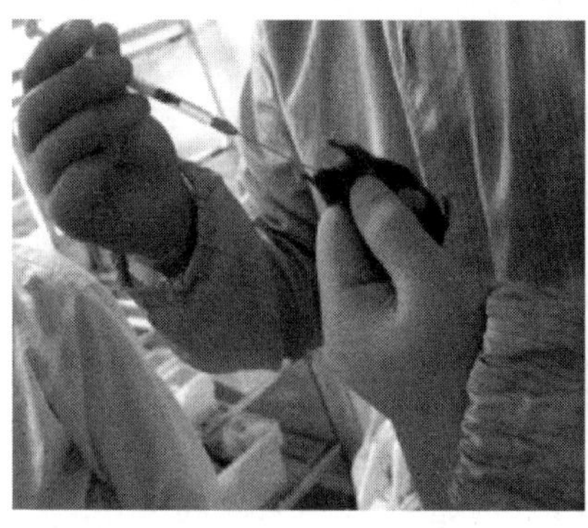

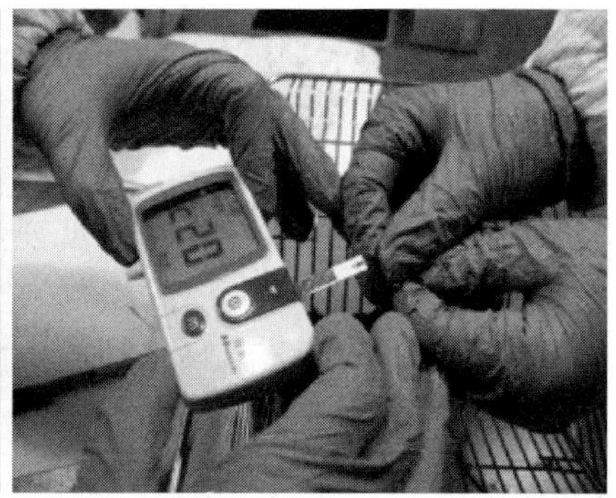

图 9-10　灌胃及血糖测定

麦芽糖耐量　于给药第 4 周测定灌胃麦芽糖耐量，即前一日晚上断食不断水，更换垫料，断食 12～16 h 后，固定待测小鼠，眼科剪剪断 0.1 mm 鼠尾末端取血一滴，用罗氏血糖仪检测 0 点血糖值，之后灌胃给药，给药 5 min 后灌胃麦芽糖（2 g/kg），麦芽糖后 30、60、120 min 测血糖值（各时间点检测时重新剪破取血）。

4. 血清生化检测

给药 8 周后，禁食 16 h，用吸入性七氟烷麻醉（将小鼠口鼻对准含七氟烷瓶口约 10 s）小鼠，迅速摘眼球取血于 2.5 mL EP 管中，静置 2 h 后，3 000 r/min 离心 20 min，取上层血清于 EP 管中，并存放于−80 ℃冰箱中备用。用全自动生化分析仪测定 ALT、AST、白蛋白（ALB）、总蛋白（TP）和球蛋白（GLB）活性。

5. 收集肝脏组织并进行组织病理学形态学分析

小鼠处死后立即取出肝组织，用冷盐水冲洗。肝脏称重后，立即将肝脏左叶放入置于−80℃冰箱中进行后续 Western blotting 和 PCR 等相关检测。将肝右叶切成 1～2 mm^3 大小，2.5%戊二醛固定 4 h，用于透色电镜观察超微结构；另取部分组织固定于 4%多聚甲醛中（固定 72 h 以上，中间换液 2 次），进行常规石蜡包埋，HE 染色和 Masson 光镜下观察病理结构。

6. 免疫组织化学染色

将肝脏组织石蜡切片脱蜡水化，EDTA 高压加热煮沸修复抗原，PBS 洗净，封闭血清，一抗以 1∶200 稀释覆盖组织切片，置于冰箱中 4 ℃过夜，PBS 冲洗后滴加二抗，置于 37 ℃恒温箱中孵育，冲洗后，DAB 试剂显色 50 s，苏木精复染细胞核 1 min。改用 PBS 代替一抗，其他实验条件相同进行上述实验设为阴性对照组。光镜下可见阳性信号呈棕褐色颗粒状物质沉积在细胞浆，观察 p-IRS-2、PI3K、p-AKT、PPAR-γ、INS-R 和 Glut4 蛋白表达及分布，并应用 Image-Pro Plus 6.0 软件测定平均积分吸光度。

7. Western blot 分析

冰上切取冻存肝脏组织约 30 mg，加 300 μL RIPA 裂解液，低温高速匀浆 3 次，冰上裂解 2 h，4 ℃离心吸取上清 2 次，BCA 蛋白定量，调整蛋白浓度为 5 g/L。样品中加入 5×loading buffer，沸水浴变性，上样量 20 μL。电泳、转膜后，5%脱脂奶粉封闭；加入一抗 4 ℃摇床过夜，TBST 洗涤 3 次；加入二抗（1∶5 000）室温孵育 2 h，TBST 洗涤 3 次；吸取显影液（1∶1）200 μL 均匀涂在膜上，置于自动显影仪中显影。应用 Image J 软件测定 IRS-2、PI3K、磷酸化 AKT、PPARγ、INS-R、Glut4 与 GAPDH 显影条带的灰度值，内参为 GAPDH。

8. Real-time 定量 PCR 检测 IRS-2、AKT、PI3K、Glut4、PPAR-γ、INS-R mRNA 的表达

使用 TRIzol 试剂从小鼠肝脏中提取总 RNA，根据 ReverAid first-strand cDNA synthesis kit 合成 cDNAs，并以此为模板进行扩增。PCR 反应中使用的引物序列见表 9-14。

表 9-14 聚合酶链反应引物序列

基因	正向序列	反向序列	长度(bp)
IRS-2	CCCGAGTCAATAGCGGAGAC	AGTGGCTCAGGGGTCTAT	93
PI3K	ATTGACAGTAGGAGGAGGTTGG	CTTTCTGCGTCAGCCACAT	148
AKT	TTCTATGGTGCGGAGATTGTGT	CAGCCCGAAGTCCGTTATCT	132
Glut4	TTCCTTCTATTTGCCGTCCTC	TCTGGCCCTAAGTATTCAAGTTCT	170
INS-R	GTGCTGCTCATGCCCTAAGA	AATGGCCTGTGCTCCTCCTG	234
PPAR-γ	GGAGCCTAAGTTTGAGTTTGCTGTG	TGCAGCAGGTTGTCTTGGATG	153
β-actin	TCCATCATGAAGTGTGACG	GTACTTGCGCTCAGGAGGA	171

(五) 统计分析方法

实验数据以均数±标准差($\overline{x}\pm s$)表示，用 SPSS17.0 版软件对数据进行分析，分析方法为单因素方差分析，以 $P<0.05$ 为差异即具有统计学意义。

三、结果

(一) 各组小鼠一般状态

Control 小鼠活动自如，反应机敏，毛色白而有光泽，大便成形，色泽正常；Model 小鼠活动自如，但反应迟钝，毛发稀疏无光泽，随着时间推移，毛发稀疏和反应迟钝更明显，体型横向增大更明显，几乎不动；大小便正常；各用药组小鼠毛发稀疏及反应迟钝现象有一定程度减轻，未见脓血便或腹泻，鼻、眼、口腔无异常分泌物等情况。

(二) AOS 对 db/db 小鼠血糖的影响

由于 db/db 小鼠血糖波动大，特别是 FBG 变异太大，有的小鼠空腹 16～24 h

血糖甚至降到 2～3 mmoL/L，因此本研究主要分析随机血糖(random blood glucose, RBG)。如图 9－11A 所示，给药前所有 db/db 小鼠 RBG 均明显高于 Control 小鼠，给药期间 Control 小鼠 RBG 比较平稳，基本无变化；给药 8 周期间，Model 小鼠随机血糖明显高于 MET 小鼠，AOS－H 和 AOS－L 小鼠在 6～8 周以剂量依赖的方式改善高血糖(图 9－11A)。由于高血糖的一个特征是葡萄糖耐受不良，我们使用 OGTT 来探究 AOS 治疗对小鼠葡萄糖耐受的影响。结果显示：与 Model 比较，各药物对葡萄糖负荷后的血糖升高均有不同程度的降低。在糖负荷 30 min 以 AOS－H 降低幅度最高，其次是 AOS－L 和 MET；在糖负荷 60 min，MET 和 AOS－H 降低幅度明显低于模型组；在糖负荷 120 min 以 MET 和 AOS－H。从此可见，AOS 给药组小鼠各点血糖值及血糖升高速度和幅度均明显低于 Model，特别是 AOS－H 组作用更明显($P<0.01$)，在改善糖耐量上优于 MET。AOS－H 作用优于 AOS－L(图 9－11B 和 D)。图 9－11C 给药 8 周各组小鼠口服 OGTT 结果，其糖负荷后各点血糖值变化趋势与第一次给药后糖耐量结果基本一致。这些结果表明，AOS 可以改善葡萄糖耐受不良，AOS－H 效果更好。然而，与 Control 相比，经 AOS 处理的 db/db 小鼠的体重和食物摄入量没有明显变化(图 9－11E 和 F)。db/m 小鼠饮水量在 2～5.5 mL 之间波动，无明显变化。db/db 小鼠的饮水量明显高于 Control 小鼠，且随着时间的延长饮水量逐渐减少。观察第 3 周，饮水量明显减少，其中 Model 小鼠下降最明显。在给药 7～8 周后，Model 的饮水量减少到干预前的 1/3。各处理组小鼠的饮水量也有不同程度的下降，但没有 Model 小鼠显著，尤其是 AOS 的饮水量明显高于 Model 小鼠(图 9－11G)。

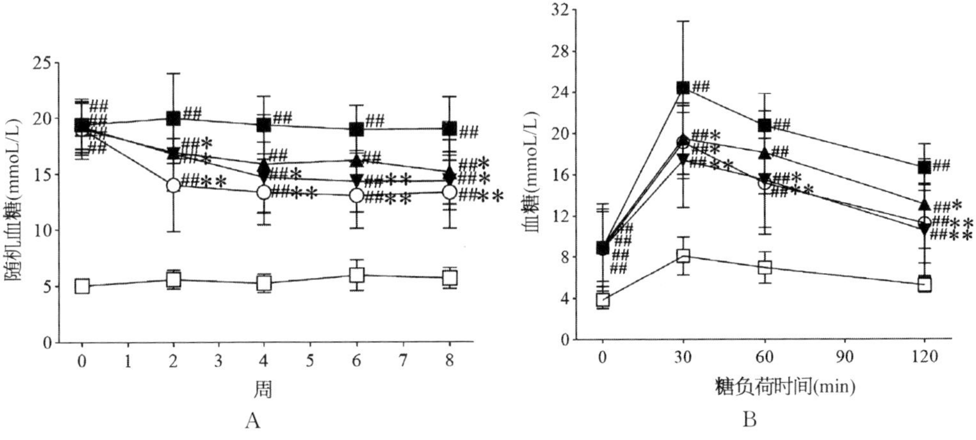

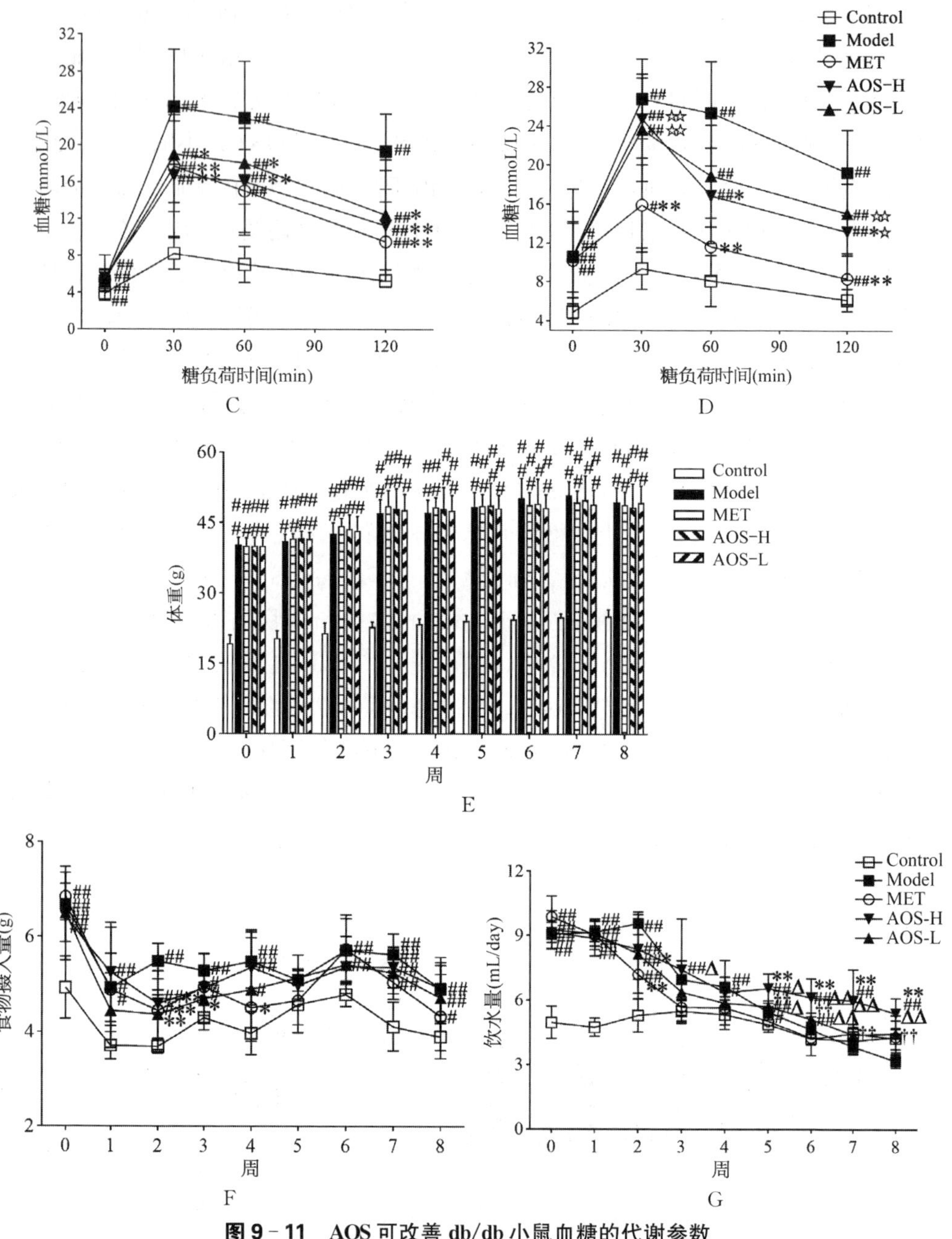

图 9-11　AOS 可改善 db/db 小鼠血糖的代谢参数

(三) AOS 对 db/db 小鼠血清肝脏功能有改善作用

结果表明,Model 血清 ALT、AST 活性明显高于 Control,经 AOS 作用后均降低,AOS 或 MET 的降低作用不明显(图 9－12A 和 B)。各组血清 TP、ALB 含量无明显差异,但 Model 血清球蛋白明显高于 Control,白蛋白/球蛋白(ALB/GLB)比值明显低于 Model。因此,结果表明,AOS 对 db/m 或 db/db 小鼠的肝功能没有影响(图 9－12C～F)。db/db 小鼠的肝重/体重(LW/BW)比值较 Control 小鼠升高,但在 AOS 给药期间无变化(图 9－12G)。此外,AOS 对血脂的影响见图 9－12H～J,表明各 AOS 有降低 TG 和 TC 含量,而增加 HDL－C 含量的趋势,

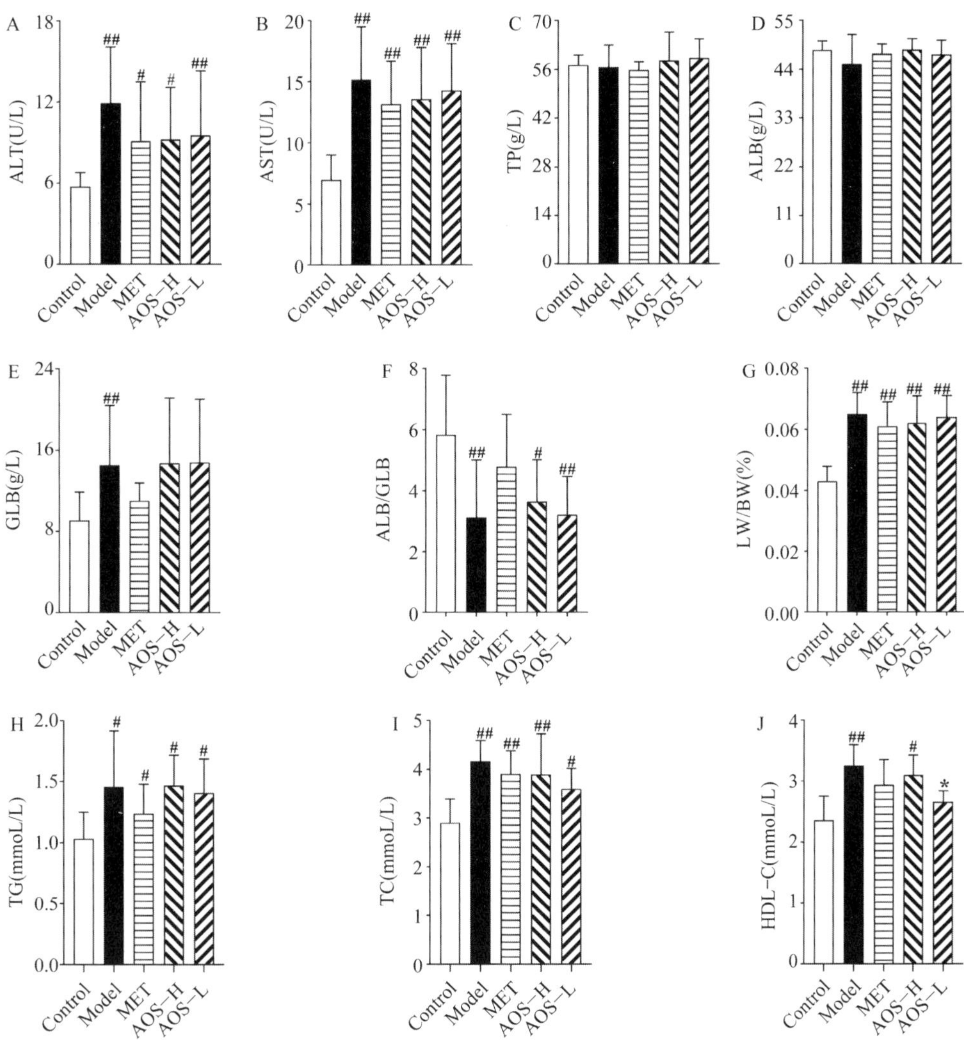

图 9－12　AOS 对 db/db 小鼠血清中 ALT、AST、TP、ALB、GLB 水平、ALB/GLB 比值、LW/BW 比值、TG、TC、HDL－C 水平的影响

但无统计学意义。

(四) AOS 对 db/db 小鼠肝脏组织病理变化的影响

HE 染色结果显示，Control 小鼠肝细胞排列规则，肝小叶清晰，未出现脂肪变性；Model 小鼠肝组织正常形态结构已基本消失，肝小叶内细胞索、肝窦结构紊乱，大部分细胞已脂肪变性，可见少量炎症细胞浸润和肝细胞水肿及少量索条状纤维组织增生；与 Model 相比，AOS－H、AOS－L 和 MET 小鼠肝脏的病理变化有所减轻，但与 Model 比较差异并不特别明显，也有散在、大小不等脂肪滴，肝细胞包浆内空泡样变，中央静脉周围有少量炎症细胞浸润(图 9－13 1A～1E)。在马松染色中，Control 小鼠肝组织中没有蓝色胶原纤维(图 9－13 2A)。Model 肝组织中蓝色胶原纤维(图 9－13 2B)。AOS 处理组与 Model 相比，蓝色胶原纤维明显减少(图 9－13 2D、2E)。电镜观察 Control 小鼠肝细胞质细胞器形态正常，结构清晰，线粒体丰富(图 9－13 3A)。Model 小鼠肝脏细胞结构发生明显改变，核化脓变形，线粒体肿胀、空泡化，肝细胞内质网破裂，线粒体减少变形，出现大量脂滴，可见大量胶原纤维(图 9－13 3B)。与 Model 小鼠相比，AOS 处理后肝脏细胞器结构明显改善(图 9－13 3D、3E)，AOS－H 改善更明显。

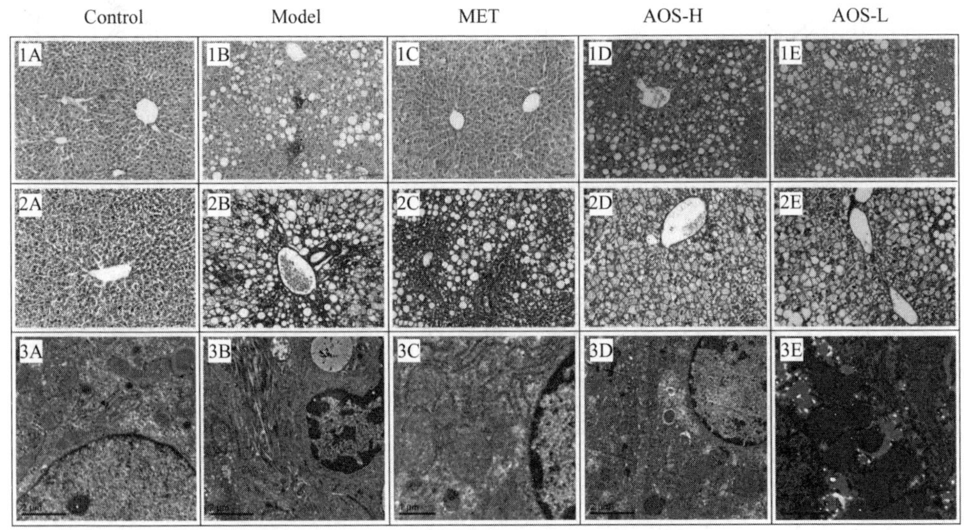

图 9－13　AOS 对 db/db 小鼠肝脏病理变化的影响

注：肝组织 HE 染色图片(1A～1E)(200×)；肝组织 Masson 染色图片(2A～2E)(200×)；肝组织电镜图片(3A～3E)

（五）AOS 对肝组织中 p-IRS-2、PI3K、p-AKT、PPAR-γ、INS-R 和 Glut4 蛋白免疫组化染色的影响

为了评估 AOS 对胰岛素抵抗的影响，使用免疫组织化学染色研究了与肝胰岛素抵抗相关的关键信号分子，包括 IRS-2，PI3K，p-AKT，PPAR-γ、INS-R，和 Glut4 免疫组化切片和灰度值如图 9-14 所示。结果显示，Control 小鼠肝脏组织 p-IRS-2、PI3K、p-AKT、PPAR-γ 蛋白表达较强，细胞浆染成棕黄色（图 9-14 A～D 和 G）；但在 Model 小鼠的肝细胞中 p-IRS-2、PI3K、p-AKT、PPAR-γ 的蛋白表达水平明显低于 Control 小鼠，呈褐黄色的细胞较少；与 Model 小鼠相比，各药物干预组小鼠的 p-IRS-2、PI3K、p-AKT、PPAR-γ 表达水平明显升高，特别是在 AOS-H 组。在 AOS-H 的 p-IRS-2 表达水平与 MET 相近，然而 AOS-L 与 Model 无差别。Control 小鼠肝细胞内的 INS-R 蛋白表达明显高于 Model 小鼠（图 9-14 E 和 G），与 Model 小鼠相比，各药物干预组小鼠的 INS-R 表达水平明显升高。此外，Glut4 蛋白表达结果显示，重棕色染色均匀分布于肌肉组织的细胞质区。在所有 AOS 组中，与 Model 小鼠相比，肝脏中 Glut4

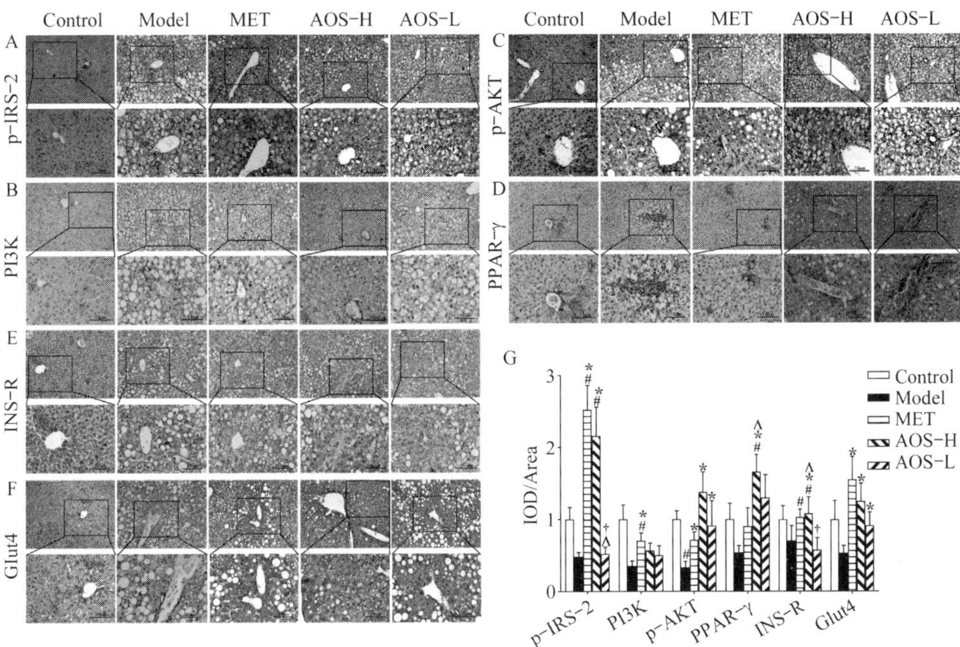

图 9-14　免疫组织化学检测 p-IRS-2、PI3K、p-AKT、PPAR-γ、INS-R、Glut4 蛋白表达

注：G 免疫组化法检测 p-IRS-2、PI3K、p-AKT、PPAR-γ、INS-R 和 Glut4 蛋白的灰度值（IOD/Area）

蛋白表达明显升高(图 9-14F)。

(六) Western blot 和 RT-PCR 检测 p-IRS-2、PI3K、p-AKT、PPAR-γ、INS-R 和 Glut4 蛋白表达

图 9-15 A～G 结果显示肝组织中 IRS-2、PI3K、p-AKT、PPAR-γ、INS-R 和 Glut4 蛋白 Model 的表达水平明显低于 Control；AOS 给药后，这些蛋白在 db/db 小鼠肝脏组织中都有所上调。与上述结果一致的是，与 Model 小鼠相比，AOS 处理后 db/db 小鼠肝脏中 IRS-2、PI3K、p-AKT、PPAR-γ、INS-R 和 Glut4 的 mRNA 表达明显上调。

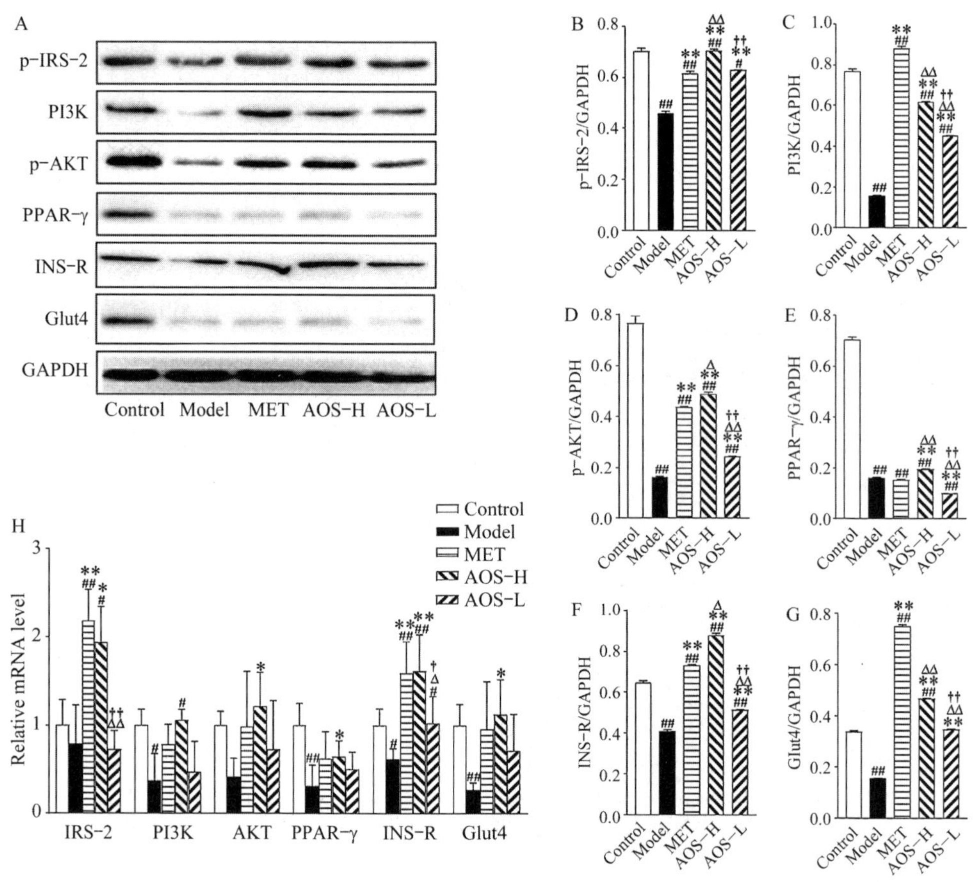

图 9-15 AOS 激活 db/db 小鼠的胰岛素信号通路

四、讨论

db/db小鼠是瘦素受体基因突变的肥胖性T2DM模型小鼠，以肥胖、高血糖、高血脂和胰岛素抵抗为特征，是研究2型糖尿病较理想的动物模型[37]。2型糖尿病严重危害着人类健康，长期高血糖可累及多器官损伤，尤以肝损伤更为明显，早期肝就可出现脂肪性病变，随着时间推移肝脏逐渐向纤维化、肝硬化发展[38]。前期研究发现沙蓬水提取物可降低KKAy小鼠血糖，改善糖耐量，调节胰岛素信号传导通路[32]。进一步观察了沙蓬粗寡糖(AOS)对糖尿病GK大鼠有降血糖、改善胰岛素抵抗、保护肝肾等器官作用[36]。本实验以AOS低剂量(0.38 g/kg)和高(0.75 g/kg)剂量干预db/db小鼠，选用同源同周龄健康db/m小鼠作为正常对照，同时设二甲双胍为阳性对照药，口服给药8周。观察了AOS对db/db小鼠血糖和肝损伤的影响，进一步验证沙蓬的降血糖作用和器官保护作用，并探究其发挥作用的活性部位及可能机制。

结果显示AOS能降低RBG，改善糖耐量，有明显时间依赖性特点，高剂量AOS降糖效果更好，与二甲双胍基本相近。说明AOS有较好的降血糖、改善胰岛素抵抗的作用，但沙蓬中除低聚糖之外的其他成分是否有降糖作用尚不能确定，还需要深入研究。与前期实验比较[32]，从给药剂量上看，AOS的优势还是很明显的(AOS高剂量为0.75 g，总提取物高剂量为1.2 g)。

本研究采用自发性T2DM db/db小鼠作为肝损伤动物模型，这是经典的2型糖尿病肝损伤模型[39]。结果显示各组db/db小鼠血清ALT、AST含量明显高于db/m小鼠($P<0.05$)，说明有明显肝损伤；各药物干预组血清ALT、AST有不同程度降低，但与模型组比较，无统计学差异($P>0.05$)。各组小鼠血清总蛋白、白蛋白含量无明显差异，但db/db小鼠血清球蛋白明显高于正常小鼠($P<0.05$)，而白蛋白/球蛋白比例明显低于正常小鼠($P<0.01$)，球蛋白增高程度与肝病严重性呈相关性。AOS对db/db小鼠血清球蛋白有一定程度降低作用，虽然与模型组比较无统计学差异($P>0.05$)，但表明对肝损伤有一定抑制作用。

肉眼可见正常小鼠肝脏鲜红、质韧、边缘锐利，db/db模型小鼠肝脏体积明显增大、肝重指数增大($P<0.01$)、呈灰黄色、有细小颗粒、油腻感、边缘较钝，各给药组小鼠肝脏外观颜色、质地上较模型组有明显改善，肝重指数有所降低，但无统计学差异($P>0.05$)；光镜和电镜可见，AOS可减轻肝细胞的脂肪变性、纤维化程度、炎症细胞浸润及细胞内线粒体和内质网等细胞器的损伤，缓解了db/db小鼠肝脏损伤的进展程度。本实验肝脏组织病理观察结果与前期GK大鼠实验结果基本一致[36]。再次证明 AOS 可延缓糖尿病肝损伤的进程。

为探讨 AOS 降糖和肝保护作用的机制，考察了 AOS 对胰岛素信号转导途径的主要参与因子 INS－R、p－IRS－2、PI3K、p－AKT、Glut4 及 PPAR－γ 的影响。应用免疫印迹、免疫组化和 RT－PCR 法检测结果显示，AOS 能上调 db/db 小鼠肝组织 INS－R、p－IRS－2、PI3K、p－AKT、Glut4 及 PPAR－γ 蛋白和核酸表达，高剂量作用强于低剂量。说明 AOS 是通过影响 INS－R、p－IRS－2、PI3K、p－AKT、PPAR－γ、Glut4 的表达，在胰岛素信号转导通路中发挥积极作用，从而有效缓解胰岛素抵抗，降低血糖。与前期研究结果相近[32]，进一步说明沙蓬总提取物中发挥作用的主要成分是 AOS 的可能性较大。

INS－R 是胰岛素信号转到过程的首个靶蛋白，肝脏细胞膜上有大量存在，与胰岛素结合后，促使 INS－R 磷酸化，从而激活下一步的信号转导。研究表明，INS－R 表达的下调会产生胰岛素抵抗，INS－R 的过量表达会产生低血糖的风险[40,41]。

IRS2 是 INS－R 下游信号因子，p－IRS－2 是激活的磷酸化形式，具有促进内源性葡萄糖生成和肝糖原合成的作用，对肝脏糖代谢和胰腺 β 细胞功能至关重要[42～44]。p－IRS－2 进一步激活 PI3K，PI3K 的激活是葡萄糖摄取所必需的，AKT 为 PI3K 激活后的主要信号物质[45～47]，AKT 磷酸化是 AKT 保持其活性所必需的，p－AKT 进一步激活下游的信号分子。Glut4 是细胞中胰岛素信号转导末端因子，其主要作用为促使胞外葡萄糖的跨膜转运[48]，可引起肝脏、脂肪及骨骼肌组织对葡萄糖的摄取、胞内糖原的合成，抑制肝脏葡萄糖异生及葡萄糖的输出。

AOS 对 db/db 小鼠肝组织上述胰岛素信号转导系列因子的影响，是上调了胰岛素信号转到过程的首个因子 INS－R 进而又激活了下游因子引起了多米诺效应(Domino Effect)，还是药物对每个或某些因子都有上调作用，有待深入研究。有研究提出[49]，PPAR－γ 是最重要的外源性激活剂，参与调节反应性胰岛素基因转录的葡萄糖和脂肪酸代谢，增加胰岛素敏感性，抑制肝组织炎症及脂质沉积的过程。AOS 对 PPAR－γ 蛋白表达有上调作用，可能是降血糖和肝保护作用机制之一。

综上所述，AOS 对自发性 2 型糖尿病 db/db 小鼠有明显降低随机血糖、改善胰岛素抵抗、延缓或抑制肝损伤作用。其作用机制可能是 AOS 促进 INS－R、IRS2、PI3K、AKT、Glut4 及 PPAR－γ 信号因子的基因和/或蛋白表达，增加了 IRS2 和 AKT 蛋白的磷酸化，介导了 INS－R/IRS2/PI3K/AKT/Glut4/PPAR－γ 信号途径。但 AOS 的作用机制可能是多靶点多途径的，还需深入研究。

参考文献

[1] Janssen U, Phillips AO, Floege J. Rodent models of nephropathy associated with type II diabetes [J]. J Nephrol, 1999,12(3): 159 - 172.

[2] Portha B. Programmed disorders of beta-cell development and function as one cause for type 2 diabetes? The GK rat paradigm [J]. Diabetes Metab Res Rev, 2005,21(6): 495 - 504.

[3] 郭丽民,张汝学,贾正平. 寡糖的药理作用和机制研究进展[J]. 中成药,2006,28(9): 1353 - 1356.

[4] 朱亚民. 内蒙古植物药志: 第1卷[M]. 呼和浩特: 内蒙古人民出版社,2000: 299.

[5] 占布拉道尔吉. 无误蒙药鉴[M]. 呼和浩特: 内蒙古人民出版社,1988: 144 - 145.

[6] 鞠海兵,舒子正,李丽凤,等. 2型糖尿病患者不同时间血糖与糖化血红蛋白的相关性及其贡献[J]. 中华糖尿病杂志,2014,6(1): 32 - 36.

[7] Huang BK, Mo L, Chen AY, et al. Detection of glycated albumin on the evaluation of short term glycemic control for patients with type 2 diabetes [J]. Progress in Modern Biomedicine, 2014,14(26): 5139 - 5142.

[8] 林敏,杨明,张敏,等. 糖尿病患者胰岛素释放峰值后移的临床意义及其与胰岛β细胞功能的相关性研究[J]. 实用医院临床杂志,2011,8(6): 83 - 85.

[9] Lei Q. β-cell dysfunction and insulin screasetion with type 2 Diabetes [J]. Diabetes Metab Res Rev, 2009,25: 144 - 149.

[10] 李光伟. 个体胰岛素敏感性的临床评估出路在何方[J]. 中华糖尿病杂志,2005,13(4): 243 - 244.

[11] Desrois M, Sidell RJ, Gauguier D, et al. Gender differences in hypertrophy, insulin resistance and ischemic injury in the aging type 2 diabetic rat heart [J]. J Mol Cell Cardiol, 2004,37(2): 547 - 555.

[12] 耿春贤,刘菊妍,邹琦,等. 消渴丸中药组分对GK大鼠血脂、胰岛素和胰腺影响的实验研究[J]. 世界中西医结合杂志,2014,9(8): 822 - 825.

[13] Juris J Meier, Alexandra E Butler, Yoshifumi Saisho, et al. Beta-cell replication is the primary mechanism subserving the postnatal explication of beta-cell mass in humans [J]. Diabetes, 2008,57(6): 1584 - 1594.

[14] Seaberg RM, Smukler SR, Kieffer TJ, et al. Clonal identification of multipent precursors from adult mouse pancreas hant generate neural and pancreatic lineages [J]. Nat Biotechol, 2004,22(9): 1115 - 1124.

[15] Pittenger GL, Taylor-Fishwick D, Vinik AI. A role for islet neogenesis in curing diabetes [J]. Diabetologia, 2009,52(5): 735 - 738.

[16] 庾璐婷,杨孟奇,王彤,等. 重组Reg3α蛋白促进胰岛β细胞增殖活性及其机制的研究[J]. 药物生物技术,2014,21(6): 487 - 493.

[17] 章毅,刘云峰,高璟英,等. 染料木黄酮对大鼠胰岛素分泌的调控作用[J]. 中国药理学通报,2015,31(5): 737 - 738.

[18] 冯新富,范伟,柳杨,等. 非酒精性脂肪性肝炎大鼠肝脏TLR4的表达[J]. 第三军医大学学报,2015,37(2): 114 - 115.

[19] 路晓光,李平,张浩军,等. 自发性2型糖尿病模型OLETF大鼠肝肾纤维化的影响因素分析[J]. 中国中西医结合肾病杂志,2010,11(10): 857 - 862.

[20] Soldatos G, Cooper M E. Diabetic nephropathy: important pathophy siologic mechanisms [J]. Diabetes Res Clin Pract, 2008,82 Suppl1: S 75 - 79.

[21] 徐倍,吴国亭,韩玉麒,等. 2 型糖尿病 GK 大鼠病程进展与组织形态学改变[J]. 同济大学学报(医学版),2007,28(5): 17 - 25.

[22] 顾迁,高鑫,徐平,等. GK 糖尿病大鼠生物学特性观察[J]. 中国比较医学杂志,2007,17(12): 688 - 692.

[23] 赵旭敏,李社莉. 胰岛素抵抗与 2 型糖尿病肝损伤的研究进展[J]. 心血管康复医学杂志,2015,24(1): 113 - 116.

[24] 李娜,孙汇,王拓,等. 糖尿病肾病发病机制研究进展[J]. 北华大学学报(自然科学版),2012,13(1): 68 - 72.

[25] Bugianesi E, Manzini P, D'Antico S, et al. Relative contribution of iron burden, HFE mutations, and insulin resistance to fibrosis in nonalcoholic fatty liver [J]. Hepatology, 2004,39(1): 179 - 187.

[26] Roy M, Sen S, Chakraborti A S. Action of pelargonidin on hyperglycemia and oxidative damage in diabetic rats: implication for glycation-induced hemoglobin modification [J]. Life Sci, 2008,82(21 - 22): 1102 - 1110.

[27] Singh R, Bardem A, Mori T, et al. Advanced Glycation and Products Increase Collagen-specific Chaperone Protein in Mouse [J]. Diabetic Nephropathy, 2004, 279 (19): 19816 - 19823.

[28] 李迎春,高泽立,张成,等. 中药沙蓬治疗非酒精性脂肪肝的临床研究[J]. 现代中西医结合杂志,2012,21(14): 1485 - 1486.

[29] Fleischman A, Shoelson SE, Bernier R, et al. Salsalate improves glycemia and inflammatory parameters in obese young adults [J]. Diabetes Care, 2008, 31 (2): 289 - 294.

[30] Rial NS, Choi K, Nguyen T. Nuclear factor kappa B (NF - κB): a novel cause for diabetes, coronary artery disease and cancer initiation and promotion? [J]. Med Hypoth, 2012,78 (1): 29 - 32.

[31] 包书茵,韩淑英,王胡格吉乐图,等. 沙蓬粗寡糖对糖尿病 GK 大鼠一般表征和糖脂代谢的改善作用[J]. 吉林大学学报(医学版),2016,42(6): 1059 - 1065.

[32] Saqier, Bao S, Han S, Ao W. Effects of Agriophyllum squarrosum extracts on glucose metabolism in KKAy mice and the associated underlying mechanisms [J]. J Ethnopharmacol, 2019,241: 112009.

[33] 国家中医药管理局中华本草编委会. 中华本草: 蒙药卷[M]. 上海: 上海科学技术出版社,2004: 236 - 246.

[34] 占布拉道尔吉. 无误蒙药鉴[M]. 呼和浩特: 内蒙古人民出版社,1988: 144 - 145.

[35] 朱亚民. 内蒙古植物药志: 第 1 卷[M]. 呼和浩特: 内蒙古人民出版社,2000: 299.

[36] 包书茵,韩淑英,朝日雅,等. 沙蓬粗寡糖对 GK 大鼠肝. 肾保护作用及机制探讨[J]. 中国药理学通报,2018,34(1): 147 - 148.

[37] Hummel K P, Dickie M M, Colemen D L. Diabetes, a new mutation in the mouse [J]. Science, 1966,153: 1127 - 1128.

[38] Xing W, Wang Z L, Lv T T, et al. Biological characteristics of a db/db mouse model of type 2 diabetes [J]. Chinese Journal of Comparative Medicine, 2017,27(08): 12 - 15.

[39] Liang W, Zhang D, Kang J, et al. Protective effects of rutin on liver injury in type 2 diabetic

db/db mice [J]. Biomed & Pharmacother, 2018,107: 721 - 728.

[40] Tsuji-Hosokawa A, Takasawa K, Nomura R, et al. Molecular mechanisms of insulin resistance in 2 cases of primary insulin receptor defect-associated diseases [J]. Pediatric Diabetes, 2017,18(8): 917 - 924.

[41] Zhang H, Wei J, Xue R, et al. Berberine lowers blood glucose in type 2 diabetes mellitus patients through increasing insulin receptor expression [J]. Metabolism-clinical & Experimental, 2010,59(2): 285 - 292.

[42] Bertinat R, Westermeier F, Silva P, et al. The Antidiabetic Agent Sodium Tungstate Induces Abnormal Glycogen Accumulation in Renal Proximal Tubules from Diabetic IRS2-Knockout Mice [J]. Journal of Diabetes Research, 2018,2018: 1 - 10.

[43] Previs SF, Withers DJ, Ren JM, et al. Contrasting effects of IRS - 1 versus IRS - 2 gene disruption on carbohydrate and lipid metabolism in vivo [J]. J Biol Chem, 2000,275(50): 38990 - 38994.

[44] Oliveira JM, Rebuffat SA, Gasa R, et al. Tungstate promotes β-cell survival in Irs2-/-mice [J]. American Journal of Physiology Endocrinology & Metabolism, 2014, 306 (1): E36 - 47.

[45] Cho H, Mu J, Kim JK, et al. Insulin resistance and a diabetes mellitus-Like syndrome in mice lacking the protein kinase Akt2(PKB beta)[J]. Science, 2001,292: 1728 - 1731.

[46] Jiang ZY, QL Zhou, KA Coleman, et al. Insulin signaling through AKT/Prote Insulin receptor substrate (IRS)- 2 is dephosphorylated more rapidly than IRS - 1 via its association with phosphatidylinositol 3-kinase in skeletal muscle cells [J]. J Biol Chem, 1997,272(19): 12868 - 12873.

[47] Katome T, Obata T, Matsushima R, et al. Use of RNA interference-mediated gene silencing and adenoviral overexpression to elucidate the roles of AKT/protein kinase B isoforms in insulin actions [J]. J Biol Chem, 2003,278(30): 28312 - 28323.

[48] Wang J X, Wang Y, Liu M, et al. Effects of extract from fermented buckwheat flower and leaf (EFBFL) on myocardial injury in type 2 diabetic db/db mice [J]. Chinese Pharmacological Bulletin, 2017,33(7): 1026 - 1031.

[49] Shinzato T, Ohya Y, Nakamoto M, et al. Beneficial effects of pioglitazone on left entricular hypertrophy in genetically hypertensive rats [J]. Hypertens Res, 2007,30(9): 863 - 873.

第十章

沙蓬开发利用研究

沙蓬是具有药用、食用、饲用和防风固沙等多种功能的野生经济植物，具有喜风蚀沙埋、种子萌发快、生长迅速和生长期短的特点。沙蓬营养丰富，无公害，富含多种人体必需氨基酸、活性成分及矿物质元素镁、钾、锌，具有助消化、健脾胃，清热解毒、抗菌消炎和延缓衰老等功效，是天然减肥食品和心脑血管疾病、肾脏功能减退、糖尿病病人的理想食品，极具开发前景，如对其加以开发利用，既能充分利用野生资源，增加农牧民收入，又能满足人们对纯天然绿色保健食品消费的需求。

第一节 沙蓬的主要价值

一、营养价值

沙蓬全草含水量约为77%，多糖含量约为0.041%，蛋白质含量4.4%，粗纤维含量3.7%，脂肪含量约为0.4%，灰分约5.1%，以及8.7%的无氮浸出物[1]。从营养成分看，沙蓬含有中等或中等以上的蛋白质和相当高的灰分，在植株早期，胡萝卜素的含量较丰富。同其他牧草比较，沙蓬的必需氨基酸含量比较低，而异亮氨酸和组氨酸的含量为中等。

沙米含有较丰富的粗蛋白和脂肪，两者分别占风干物的21.5%和6.09%。新疆沙米中蛋白质含量平均为24.37%，其蛋白质均含18种氨基酸，属完全蛋白质。其中，谷氨酸含量最高(18.30%)，精氨酸含量占9.46%，此外还有天冬氨酸(9.27%)、亮氨酸(6.67%)和苯丙氨酸(5.04%)；其次为丝氨酸、甲硫氨酸、赖氨酸和缬氨酸；胱氮酸、组氨酸和色氨酸含量最少。沙米中必需氨基酸含量丰富，且成分较均衡，是喂饲原料较为理想的来源。沙米蛋白质含量依次为球蛋白、清蛋白、谷蛋白、醇溶蛋白、残渣蛋白，其中以球蛋白含量(45.10%)最高。

现代药理学研究表明沙米含有碳水化合物(30%～50%)、纤维素(7.5%～10%)、绿原酸、超氧化物歧化酶、异黄酮、皂苷、生物碱等对人体有益的生物活性物质，以及钙、镁、铁、锌、硒等微量元素，具有降低血脂、促进消化、改善微循环、增强免疫力的功能，是一种天然的高级营养食品[2]。

二、饲用价值

沙蓬在荒漠及荒漠草原地区，是重要的饲用植物。骆驼终年喜食，有些牧民认为是骆驼的催肥牧草之一；山羊、绵羊仅采食其幼嫩的茎叶；牛和马采食性较差，也仅吃幼嫩部分。开花后适口性降低，各种家畜不食或少食。干枯后骆驼、羊仍采食。沙米可作精料，补饲家畜，或磨粉后熬成糊状，作为幼畜的代乳品。冬季为牲畜主要采食牧草。若8月开花以前收割调制干草，枝叶嫩绿，营养价值高，大小家畜皆喜食。

三、生态价值

沙蓬作为极端沙漠条件下常见的植物，在荒漠地区即可生长、繁殖，是沙区典型的一年生草本植物，在干旱沙区既是重要的自然资源，也是重要的生态资源，还是荒漠生态系统中不可替代的草本层组成部分，其枝叶在枯萎后仍然能够残留在地表，因此在容易起大风的冬季和春季仍具有很好的防风阻沙功效。沙蓬根系非常发达，不同植株的根长变异系数较大，侧根发达向四周延伸，多分布于沙表层。沙蓬能够适应流动沙地极端贫乏的水分和养分条件，能够在流沙地上成功定居且成片密集生长，成为流沙地上的先锋植物。其生态价值还体现在沙蓬种群或群落可以提高地表覆盖度、增加下垫面粗糙度、降低近地表风速、拦截运动的沙粒、维持沙地沙面稳定性、促进植物群落演替和加速植被发育进程等[3]。

四、食用价值

沙米是沙蓬的种子，每颗沙蓬植株约产2 000粒沙米[4]，其平均重量约1.5 mg[5]。沙米粒小、扁圆形，是一种野生纯天然的绿色食品，也是一种药食同源的食品。沙米具有极高的营养价值，不亚于联合国粮农组织向全世界推荐的全营养农作物——藜麦。

现代研究发现[6]，沙米中蛋白质含量约为23.2%，脂肪含量约为9.7%，碳水化合物约为45%，粗纤维约为8.6%，约5%的灰分，其蛋白质等含量较高，营养价值类似于豆类作物，并且热量较低，被中医认为是一种绿色天然的减肥食品。研究发现[7]沙米中含有18种氨基酸，且总量高达22.03%，8种必需氨基酸的含量达到8.5%，从氨基酸种类及含量分析，沙米足以满足人类对饮食中蛋白质氨基酸的需求，不需要其他食物进行补充。沙米中含有丰富的微量元素，长期食用沙米，可预防缺乏钙、铁、锌等微量元素引起的疾病[8]。早在1300多年前的《沙州都督府图经》中就有食用沙米的记载[9]，至今兰州、河西走廊和内蒙古等地的人们还将其制作成沙米凉粉、沙米点心、沙米羊肉面、沙米转刀面等美食[10]。沙米中油脂的含量约为13.7%，主要成分为不饱和脂肪酸，且亚油酸所占比例较大为67.42%。亚油酸具有降低血脂、血压，软化血管，改善微循环的作用，可预防或减少心血管病的发病率，是公认必需脂肪酸的一种[11]。由此可见，沙米不仅是营养价值极高的绿色有机食品，同时也是潜力巨大的功能食品。

第二节 开展以沙蓬为君药的新蒙药制剂的研究

随着生活水平的提高、饮食结构的改变以及生活节奏的日趋紧张，糖尿病的发病率逐年上升，给我国甚至全球带来严峻的挑战。糖尿病的发病机制尚不清楚，目前认为其发病机制与遗传因素、环境因素、胰岛素抵抗和胰岛素分泌缺陷等多种因素有关。越来越多的研究表明，无论是1型糖尿病（T1DM），还是2型糖尿病（T2DM），机体的免疫状态与糖尿病的发生、发展密切相关。一方面由于糖尿病病人免疫系统或免疫活性细胞发生异常，以至于把“自己”当成“异己”，对自身细胞产生抗体，如胰岛素细胞抗体、胰岛细胞膜抗体及结合补体的胰岛细胞抗体的自身抗体。当这些抗体与胰岛β细胞表面抗原结合后，激活补体系统，使胰岛及细胞发生溶解或损伤。另一方面，糖尿病病人的胰岛抗体IgG的Fc段与K细胞有相同受体，当IgG抗体与胰岛细胞表面抗原结合后，通过与IgG Fc受体结合，使胰岛细胞失去保持细胞正常渗透压的能力，从而导致β细胞溶解或损伤。同时，糖尿病及其微血管病变的发生、发展与血清中循环免疫复合物的沉积有关。免疫复合物在体内不能被细胞吞噬，沉积于血管壁或胰岛，激活补体发生一系列免疫损伤，使胰岛破坏，产生糖尿病或血管病变。此外，糖尿病发生与细胞免疫的异常也有密切关系。由此可见，免疫功能异常或免疫损伤在糖尿病的发生、发展过程中起一定的作用。因此，提升免疫状态成为防治糖尿病的新思路。为社会提供一种安全可靠、质量稳定可控、疗效确切、具有民族特色的用于提升机体免疫力的蒙药新制剂迫在眉睫。

以沙蓬为君药的蒙药制剂“沙黄胶囊”可减轻 KKAy 小鼠的糖尿病症状，其降血糖机制是通过调节胰岛素信号转导通路 IRS－2/PI3K/AKT/GSK3β/GLUT4，引发糖原合成的增加，从而增加葡萄糖的摄取和利用，减轻胰岛素抵抗，降低血糖。“沙黄胶囊”可减轻糖尿病肾病（diabetic nephropathy, DN）大鼠的肾损伤，并具有一定的降血糖及降血脂作用，也可显著抑制 DN 大鼠氧化应激及炎症水平。蒙药沙芪胶囊对 DN 大鼠肾损伤的作用机制可能与抑制 PI3K/AKT/NF－κB 信号通路，进而抑制 DN 大鼠氧化应激及炎症反应相关。初步揭示了“沙黄胶囊”改善糖尿病及 DN 肾损伤的分子机制。

进一步开发以沙蓬为君药的“沙芪浓缩丸”。沙蓬具有显著的降糖作用与保护肝肾作用，而黄芪是我们所熟知的“补气固表，托毒排脓，利尿，生肌”之良药，可用于气虚乏力、久泻脱肛、自汗、水肿、子宫脱垂、慢性肾炎、蛋白尿、疮口久不愈合等症状。以沙蓬为君药，与黄芪配伍研制“沙芪浓缩丸”，在确定药材来源可靠的前提下，对“沙芪浓缩丸”进行质量标准、稳定性及有效性研究和安全性评价，并以此为依据研发出治疗糖尿病及其并发症，提升糖尿病患者免疫力的蒙药新制剂。

若能开发出以沙蓬为君药的新药，将有力推进蒙药的产业化进程，为蒙药的现代化发展提供一种新的产学研结合模式，有望创造较大的社会效益和经济效益。

参考文献

[1] 戈中. 流沙上的植物-沙蓬[J]. 植物杂志，1983(6)：32－33.

[2] 库尔班江・巴拉提. 超临界萃取新疆沙蓬籽油和其成分研究[J]. 安徽农业科学，2011，39(18)：10839－10841.

[3] 张德魁，马全林，魏林源，等. 沙米的主要营养成分及应用价值研究进展[J]. 现代农业科技，2019(16)：185－186＋188.

[4] 李雪华，刘志民，王红梅，等. 科尔沁沙地 69 种植物种子重量比较研究[J]. 植物生态学报，2004，28(2)：225－230.

[5] YAN Q, LIU Z, ZHU J, et al. Structure, Pattern and Mechanisms of Formation of Seed Banks in Sand Dune Systems in Northeastern Inner Mongolia, China [J]. Plant and Soil, 2005，277(1－2)：175－184.

[6] CHEN G X, ZHAO J C, ZHAO X, et al. A psammophyte Agriophyllum squarrosum (L.) Moq.: a potential food crop [J]. Genetic Resources & Crop Evolution, 2014，61(3)：669－676.

[7] 王雅，赵萍，李庆娟，等. 腾格里沙漠沙米营养成分评价[J]. 食品工业科技，2009，30(9)：286－288.

[8] 张建农，赵继荣，李计红．沙米种子营养成分的测定与分析[J]．草业科学，2006，23(3)：77-79.
[9] 高启安．敦煌文献中的“草子”为“沙米”考[J]．敦煌学辑刊，2002，42(2)：43-44.
[10] 范麟新．民勤县对沙生植物作到了广泛利用[J]．内蒙古林业，1958(12)：27.
[11] 库尔班江・巴拉提．超临界萃取新疆沙蓬籽油和其成分研究[J]．安徽农业科学，2011，39(18)：10839-10841.